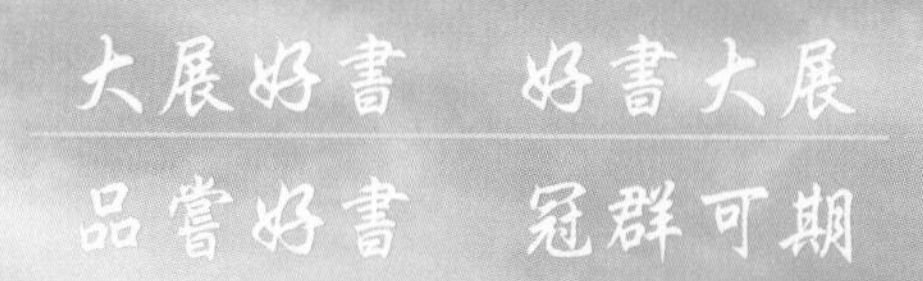
大展好書　好書大展
品嘗好書　冠群可期

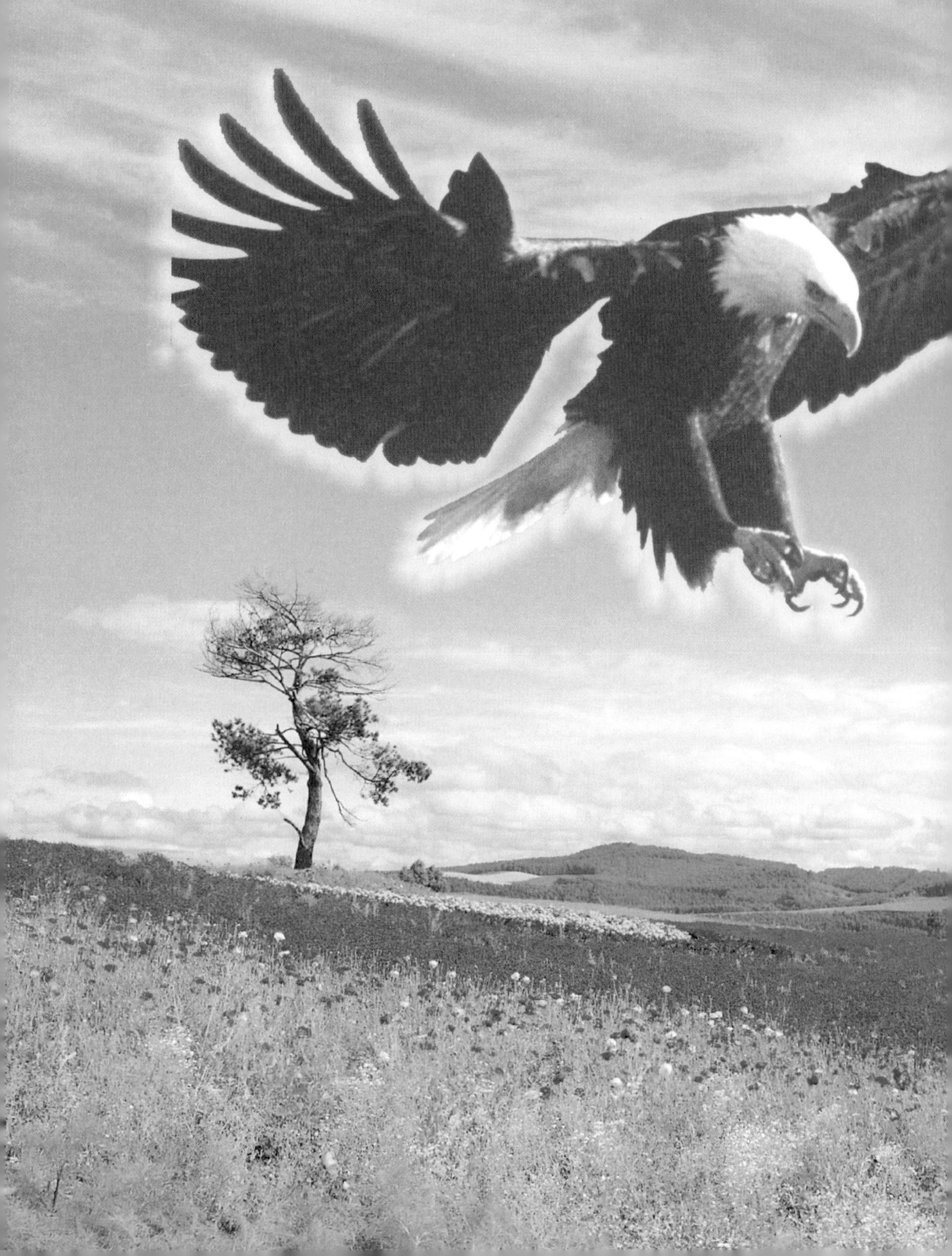

傳統民俗療法 17

神奇氣功療法

陳　坤／編著

品冠文化出版社

序　言

身為現代人，在這複雜的社會裏過活，患上一、兩種慢性病並不足為奇。

當今的醫學是以西醫療法為主流，因此，只能表面去除症狀，無法做根本治療。特別是對糖尿病、肝病等慢性疾病更是如此。

而疾病的真正原因，在於錯誤的使用身、心。若能提高人們本來所擁有的自然治癒力，自然就可治好疾病。

氣功的鍛鍊，將人類與生俱來的自然治癒能力拉到極限，由於提高了對疾病的抵抗力，病源也就自然地消失於無形。

氣功療法，是中國悠久歷史中所孕育出來的驚人身心鍛鍊法，亦被稱為氣功自控療法或氣功；也是中國自古以來的長壽健康法。同時，在個人方面，也以預防疾病、治療疾病的功法，廣受一般人的喜愛。

根據中國的醫學理論，當人體內的真氣（正氣）不足時，邪氣入侵所生成的東西，便是大家所謂的疾病。

人體藉由真氣的活動，保持經絡的疏通、陰陽的調和，以及氣血的平衡，並維持人體的活動。若真氣的活動受到妨礙，人體內的秩序便會大亂，而產生疾病。因此，藉由氣功來鍛鍊身心，進而使真氣旺盛，那麼，人體內的秩序也就能夠回復了。

本書說明簡捷，易學易做。希望藉著本書能消除您的疾病。讀了本書，學了氣功法，您必定會驚訝自然治癒力的驚人效果。

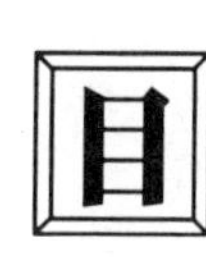
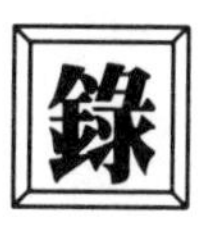

第二章　治療慢性病的六十種氣功法

第一章　中國氣功法全貌

何謂氣功法

●——「氣」是生命精力之源

知道「氣功法」這名稱的讀者可能不少。但由此名稱而聯想到它是一種健康法的人則少之又少了。

說真的，被問到「氣功法」究竟是啥東西時，大家都瞠目以對。

那是因「氣功法」尚未成為獨立、體系化的健康法（或稱運動法）的緣故。

而且並非僅是如此，最難以簡易說明的是，因氣功法是支持中國悠久歷史的「武術中所生的奧技」。

僅能說：氣功法是「治療吾人所有疾病的操法」，即一種醫療術。這樣說或許還有人認為「印象還是不太清晰」。如果立刻教以具體的運動法是很容易的，但為何做了氣功法後能治所有疾病的道理就不懂了。其因在於氣功法的「氣」的構造。

在說明「氣」之前，必須稍微談及中國哲學思想。

●——氣功法為一切武術之本

中國醫學之本的中國思想，將包羅萬象（人、心、體、物、事等存在於宇宙的一切東西）分為陰與陽。

例如，地球是陰，太陽是陽。同樣的海是陰、山是陽，地下與地上，晝與夜，女性和男性……。像這樣先將陰與陽的相對東西劃分，然後總合起來。

因此，是相對的東西保持平衡，使調和狀態良好的方法。

太陽和地球若不能和諧，萬物就被破壞。男性和女性若不能和諧，自然會產生許多麻煩的問題來。移動宇宙萬物，使之和諧的力量——能源，中國思想稱為「氣」。即藉著「氣」使地球反覆的自轉，繞著太陽周圍轉動。藉著「氣」，所以潮水漲、落。植物因「氣」的賜與，才能繁茂。

換言之，氣功法可說是將宇宙萬能移動能源的「氣」，巧妙地吸入體內的「方法」。亦可說使氣循環體內，充實身心的健康法。

我們常說「今天元氣百倍」，或「那個人氣色很好」，使用到「氣」這個字，亦即說「病由氣生」。若是「氣」能充實，那麼，人的臉色或心情也會改變的。

人類的五體要充實「氣」，以心（精神）最重要。常謂「氣即是心」，但事實上氣和心是不一樣的。「心」，即藉著集中精神，而開始攝入「氣」，使氣能循環全身。

人在行動或做事時，首先要集中精神，這樣氣力及體力才能充實。無論做任何事，精神不集中時，就不能做好，考慮事情時也是如此。雖然這道理眾所皆知，但卻無法深深的去領會。

患病的人都是帶有焦躁或精神不安的心情。有趣的是，當我們受傷流血時，看到自己鮮紅的血，而感到驚訝不安時，血卻止不住。反之，若心情沉著鎮定，出乎意料的，很快就可止住血了。這種現象並非僅限於出血，發燒等所有症狀都是如此。

能集中安定精神，充實氣力，生命的能源就能注入體內。

這樣的說明可能還有人不能理解。在此簡單的整理一下氣功法的說明：所謂氣功法，是取之現在所流行的導引術或吐納術等，中國自古傳統健康法之精華的基本型態。或說是少林拳、太極拳等中國練武者所作為基本訓練體力的方法亦可。在中國五千年的歷史當中，孕育出了許多健康法和武術，但是，時至今日能留傳下來的則寥寥無幾。也可說，在長久歷史中自然消失的健康法或許對人身體的活動有所缺失吧！

反過來說，在今日能留傳的健康法或武術則無此缺陷。

氣功法之所以為極佳的健康法，其原因即在於此。導引術、太極拳等健康法、武術，以氣功為基本型態，或是以吸收創造基本體力的方法而來的。

氣功法所以人們不知它是一個體系化的「健康法」，也在於此。氣功法是現今一切中國的健康法、武術之深淵，脈脈相傳而來的秘技。

世界三大文明古國之一的中國，在神話時代就有藥草或健康術的記述。

從前在中國有神農和黃帝被推崇為醫神，善男信女祈願以求疾病得到救治。『淮南子』古書，則記載了藥草及毒草的區分使用法。其後出現了被譽為漢方聖經的『黃帝內經』一書。中國的醫學有了飛躍的發展。

中國人在長遠的歷史當中，老早就知道按摩足部，或做與日常生活相反的運動能使心情變好。堯舜時代就在研究有關舞蹈似的運動對於治療關節有效果。即所謂太極拳的前身。

近年在長沙馬王堆三號墓出土的遺物中，有不同年齡男女四十餘幅的體操圖，

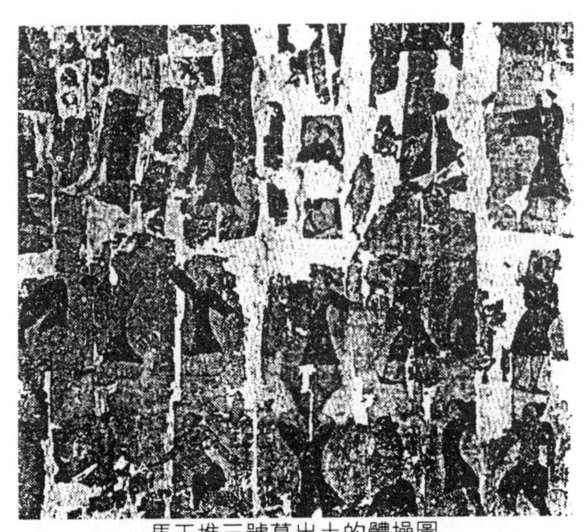

馬王堆三號墓出土的體操圖

這也證明了古代就有醫療體操。

前面說過，氣功法是根據具有五千年中國歷史的醫學、醫療體操所培養出來的健康法。精通拳法或太極拳等中國武術的人，能將氣功法吸收入自己的呼吸法、健康法中來修練。

拳法或太極拳等武術是自我保健的方法。武術家要常使自己身體保持良好的狀態，因為身體若是某處疼痛或生病時，身體就不能隨心所欲的活動。所以，一流的武術家對於自己的健康或受傷等都非常敏感。而氣功法則非常受到武術家的矚目，認為是極好的健康法。

為什麼武術家將氣功法吸收為自己的健康法之一呢？

中國自古以來認為「人體要多活動」「多做運動則能消化食物，不生病端」。中國古書『五禽戲』中記載模仿虎、鹿、熊、猿、鳥的自然動作就能保持健康。由此思惟，創造了許多預防治療疾病，如太極拳等健康法來。其中氣功法的特徵具有比一切健康法更能充實氣力。當然，於「充實氣力」上倍受武術家的注目。所以要推薦氣功法，是因氣力、氣魄對於現代人來說是必要的。生病時若有面對它的生存「氣力」，就不會恐懼了。

●──使氣充滿五體的方法

中國醫學謂：「五臟六腑的機能若能保持平衡，就能治好疾病」。但是和西醫不同，中國醫學所說的五臟六腑並非單指器官，而是包括機能作用。五臟為肝、心、脾、肺、腎。六腑為膽、小腸、胃、大腸、膀胱、三焦。五臟和六腑各加以配合，相輔相成。在五臟六腑中，有賦與生命能源之氣的循環路線，稱為經絡，通過經絡，「氣」送到全身，以充滿力量。

因此，為了要充實氣力或體力，或治療疾病，必須引導氣通過經絡遍及全身，而使全部器官的機能旺盛。若是呼吸紊亂，精神不安定，氣就不能吸收入體內。

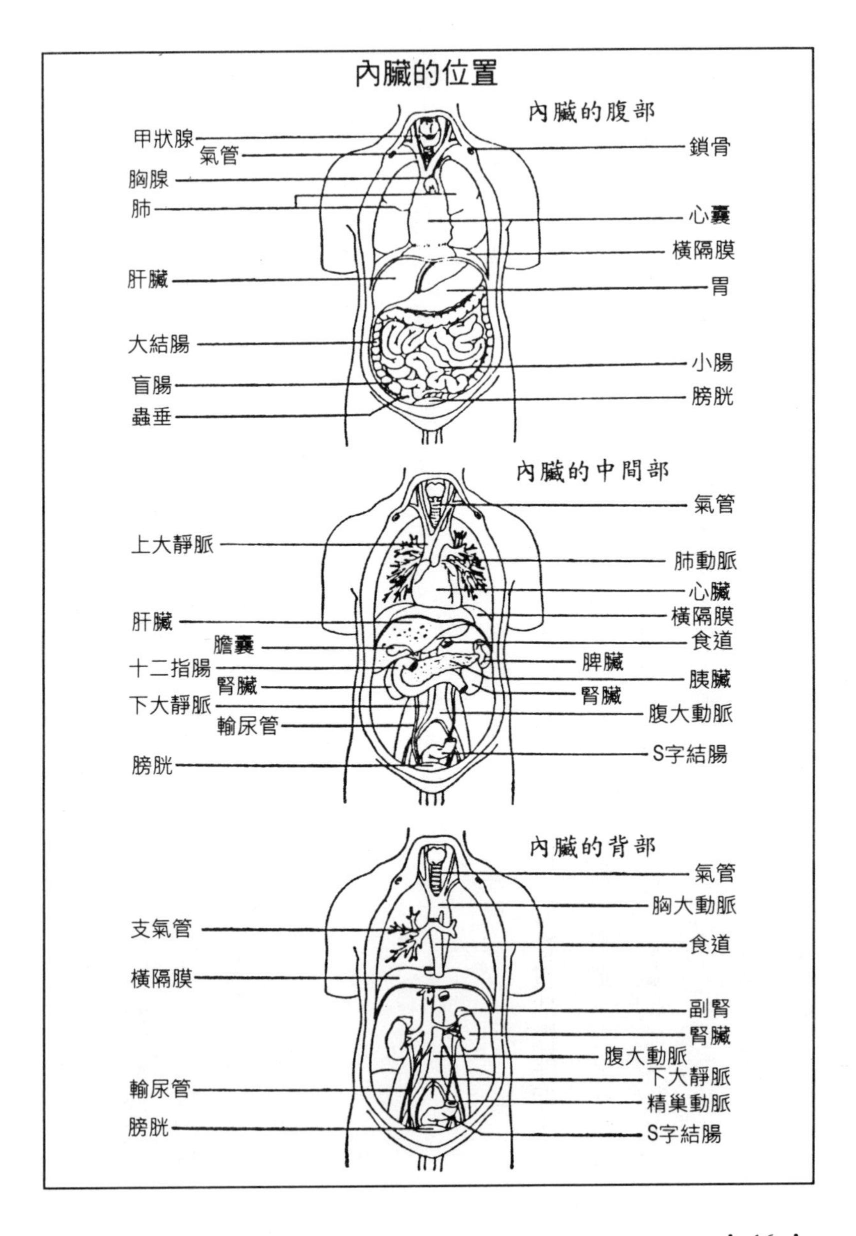
內臟的位置
內臟的腹部
甲狀腺
氣管
胸腺
肺
肝臟
大結腸
盲腸
蟲垂
鎖骨
心囊
橫隔膜
胃
小腸
膀胱
內臟的中間部
氣管
上大靜脈
肺動脈
心臟
肝臟
橫隔膜
膽囊
食道
十二指腸
脾臟
腎臟
胰臟
下大靜脈
腎臟
輸尿管
腹大動脈
S字結腸
膀胱
內臟的背部
氣管
胸大動脈
支氣管
食道
橫隔膜
副腎
腎臟
腹大動脈
下大靜脈
輸尿管
精巢動脈
膀胱
S字結腸

若是身體歪曲，氣無法均衡的遍及體內器官時，身體的機能作用就變惡劣。病人或是身體衰弱者，一定是五臟六腑的機能衰弱不平衡，新陳代謝衰退，體內污穢毒素無法排出所引起的。

人的五體若充滿「氣」，就可說是健康。氣功法是將宇宙的「氣」吸入，使五體充滿氣的健康法。氣功法有三個要點，即安定精神、呼吸法、矯正身體的姿勢。此三項相輔相成，使氣吸收入體內，讓五體充滿了氣。

為了使氣吸入體內，讓體內充滿了氣，安定精神是第一個必要的原則。精神狀態不安定的人是無法蓄積「氣」的，就像破洞的氣球一樣，立刻會疲勞。

呼吸能安定精神，使「氣」充分遍及五臟六腑，使這些器官生氣蓬勃。而端正姿勢，能矯正身體歪曲，使氣遍佈全身。

安定精神，調整呼吸，端正姿勢，這樣才能使氣循環全身，使身體機能旺盛。

●如何增強自然治癒力

人類本來就具有自然治療的能力。例如，受到外傷時，傷口會自然癒合；或是侵入體內的細菌、病毒會被白血球吞噬，輕的疾病能治好。

但要注意的是，此種自然治癒力，也會因氣在體內不足，就無法充分發揮。氣零星地出現時，自然治癒力就無法十分的發揮功效。因此，使「氣」蓄積起來，是很重要的。

有氣力、體力的人是知道蓄積「氣」的人，即有耐心的人。沒有耐心的人，無論如何其自然治癒力都會衰弱的。

因為「氣」無法充滿體內時，呼吸會變淺，體內不必要的廢物無法排出體外，自然體力變虛，止住傷口的自然治癒力就變弱了。氣力、體力都健康的人，就是具有生存的強烈意識，營養的吸收及排泄廢物都順暢的人。

不僅如此，體內充滿「氣」的人，對於動作是很敏捷的。現代的社會，離家一步即是車水馬龍、人潮洶湧；有時在建築的工地上突然會落下鋼筋。在這種環境中我們若不保持敏銳的態度就會大禍臨頭。

氣充滿體內的人，五體活動敏捷，人的五體若不能順暢的活動，就無法敏捷。不僅是手腳或頭部的活動而已，最重要的是身體全體的活動。手腳的活動及身體全體活動若有鬆散時，身體一定有了毛病。

例如，人體以肚臍為線分成二半。因為肚臍是人體的中心，肚臍在腰的位置。

腰部是人體活動的重要部位。例如，用手拿東西時，決不是只用手而已，首先要移動腰部，推肩伸手來拿的。

在移動腰部時，身體連帶就移動了。亦即腰能快速移動時，就能敏捷活動。所以，氣功法將重點置於腰的活動。而且一直保持敏捷的移動，就能刺激五臟六腑及經絡，使其機能高昂。當然自然治癒力也就能充分發揮了。

氣功法效果驚人

前面談及氣功法的種種。事實勝於雄辯，以下介紹氣功法治癒疾病的具體實例。

●困惱十年的胃潰瘍半年內治癒

有位銀行分行的經理M先生。他平日常為胃潰瘍所苦，曾經動過手術切除三分之一的胃部。M先生以為動過手術後就已治好了胃部，但某日突然又感到劇痛，在臉盆內吐了一杯血。

他慌慌張張的到醫院求診。面色蒼白的M先生，不安的說：

「若是再度動手術，我的胃就變沒有了。胃沒有了雖然沒關係，但也不能保證就能完全治好……」

也難怪他會如此不安。胃潰瘍是因胃液所含的胃蛋白酶溶解胃壁而造成潰瘍。胃壁血管聚集的部份被毀，所以吐血。

為何通常不被溶解的胃壁會溶化呢？原因尚未清楚，可能與精神壓力有關。因為胃潰瘍僅是人類的疾病，其他動物並不會生此病端，而且以在都市生活的人較多，又以用腦工作的人比勞力工作者更多。所以，被認為是精神壓力使自律神經異常的緊張。結果胃液、血壓的調整不正常而造成了胃潰瘍。

要治療胃潰瘍，與其切除胃部，不如先治好自律神經的異常。M先生因為他的工作是神經緊繃的管理職位，所以易焦躁，神經高昂，造成了自律神經異常。

神經焦躁，簡單的說，就是頭腦呈緊張狀態。要消除緊張，必須使頭腦呈空白狀態，活動身體，充分流汗，使腰、腿健康。

在胃痛時，背部的肩胛骨附近一定會疼痛。因為控制胃機能的神經，是從5.6.7.號胸椎出來，肩胛骨附近變腫就會壓迫神經。要使胃能順暢活動，必須消除肩胛骨兩側的酸疼。

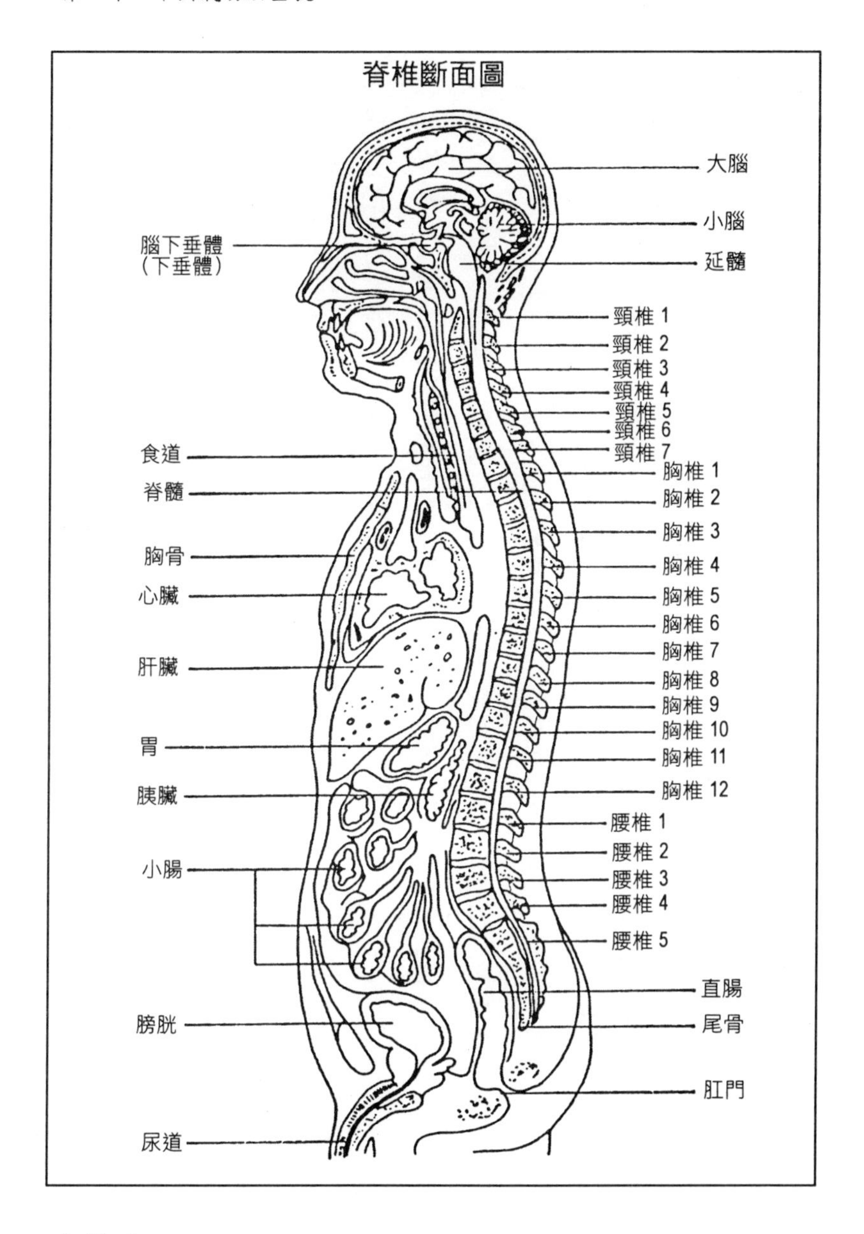
脊椎斷面圖
大腦
小腦
延髓
腦下垂體
(下垂體)
頸椎 1
頸椎 2
頸椎 3
頸椎 4
頸椎 5
頸椎 6
頸椎 7
胸椎 1
胸椎 2
胸椎 3
胸椎 4
胸椎 5
胸椎 6
胸椎 7
胸椎 8
胸椎 9
胸椎 10
胸椎 11
胸椎 12
腰椎 1
腰椎 2
腰椎 3
腰椎 4
腰椎 5
食道
脊髓
胸骨
心臟
肝臟
胃
胰臟
小腸
直腸
尾骨
膀胱
肛門
尿道

後來指導M先生做以肩胛骨為中心，消除背部緊張的體操法及鎮定神經的體操法，M先生的胃痛經過四個月就消失，半年以後完全治好了。

●——不必入院就治好的肝病

肝炎可謂「一生的疾病」，西醫認為肝臟一旦受損，要完全治好是很難的。肝臟的功能在於將胃或腸所吸收來的營養物加以「化學處理」，靠血液運送，是能忍受虐待的臟器。所以，肝臟若出現毛病時，就難以治好。

一位纖維公司的董事Y先生，經過指導氣功後治好了肝炎，他非常高興。Y先生是屬於瘦削、神經質型的人。因工作關係，每天都有交際應酬，所以，飲酒過度終於引起急性肝炎，醫生吩咐他一定要好好靜養。

Y先生非常頹喪，但也沒辦法，只好打起精神接受醫生的勸告到醫院治療。但經過三個月仍無法治好，就出院了。只住院三個月就出院，未免也太性急了。西醫一般認為治療肝臟最少要花一年以上時間，但他是一家之主，也是公司的重要人物，無法長久過住院的生活。

的確，急性肝炎容易轉變為慢性肝炎、肝硬化。但也不能就因此而死心了。肝臟病不能治好是無根據的。

患肝炎後，肝臟就變硬，至肝硬化症時，大部份肝會硬化。

但事實上，肝臟也是肌肉，像肩酸、頸酸發硬一樣，情況變壞時就萎縮發硬。健康的肝臟就像健康的肌肉一樣，能夠伸縮自如。因此，患有肝炎的肝臟就變硬，於肝臟所在體內的中腹部，更正確地說，即是在右肋骨下會發硬。所以，要治好肝病，就要消除此處的發硬。

後來Y先生做搖動身體中腹部使肝臟柔軟的體操法，及慢慢行深呼吸的方法，大約一年就完全治好。重要的是不必住院也可治好。以氣功法及飲食療法並行，就不必特意入院也能治療了。

而且他神經質的毛病也消失，變成落落大方，更得到屬下的信賴與尊敬。

●——恢復腰部柔軟三日治好腰痛

身為現代人，患腰痛的頗多。現在又不像從前一樣有許多需要腰來做的工作，為何會腰痛呢？

最大的理由在於，第一、運動不足，第二為姿勢不良。一直採取同樣姿勢時，

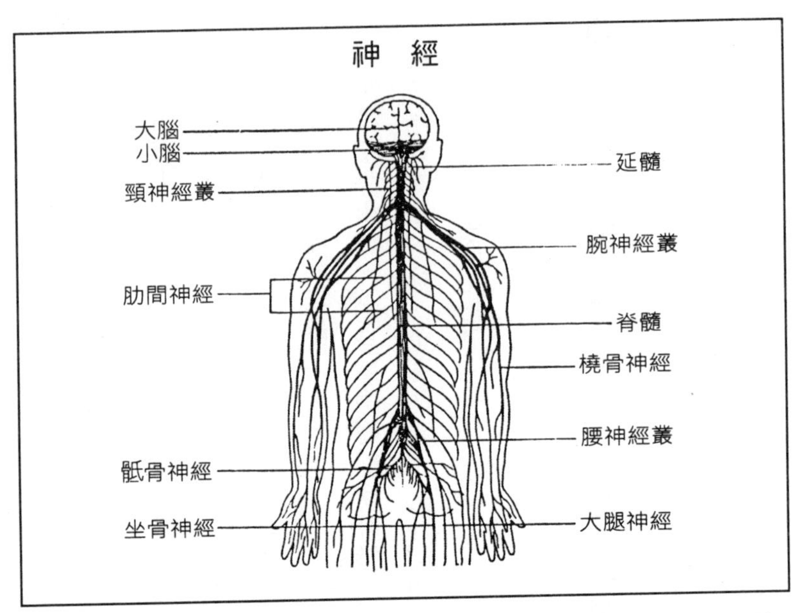

就容易引起腰痛。因此，柔軟的腰部及四周的肌肉變硬，為主要原因。

有位在貿易公司擔任會計工作的T先生，患有腰痛毛病。他是三十多歲的青年，卻患腰痛不良於行。

他起先以為是腰骨有毛病，後來才知道是腰及附近周圍的肌肉發硬。擔任會計財務工作，坐在桌前的時間較長，以致變成如此。

他學習能使腰部周圍肌肉柔軟的體操。不僅腰部而已，反覆地做使大腿、腿肚都柔軟的體操，僅僅三天，就消除疼痛，而能走路了。效果這麼好，T先生驚訝不已。

支持人類身體的，是從二個脊骨形

成的脊柱。椎骨是堅硬的骨頭，其中夾著軟骨組織的椎間盤，藉此使脊柱或腰，能前後左右柔軟的活動。

而椎間盤這富有彈力的軟骨組織，在人二十歲以後就失去了柔軟性，呈老化現象。所以，椎骨之間所在的椎間盤就移動位置，壓迫椎骨中的脊髓，引起疼痛。

由此可知腰部失去柔軟，是因為椎間盤失去了彈性。反之，若恢復了腰部的柔軟，椎間盤的彈力也就能恢復了。

腰痛的原因大都是腰部喪失柔軟性，運動不足。

搬了重的東西，或突然改變姿勢時，就會腰痛，稱為閃腰症。事實上，搬重的東西並非腰痛的主要原因，平時腰部硬固，才是腰痛真正原因。

而且腰痛的人從性格上看來，有很多是非常頑固的。行動範圍狹小，眼光淺，才變成頑固。這也是缺乏步行，而導致精神不正常。

上了年紀的老人會變成頑固，也是同樣原因。而不融通的性格，其實也在於腰部。腰痛治好後，內心的頑固也就消失，這種例子屢見不鮮。

T先生在治好腰痛後也變得融通多了，在他的朋友間也得到了稱讚。

●——促進胰臟機能根本治療糖尿病

患糖尿病的人身體會倦怠浮腫，沒有做事的力氣。有位Ｏ女士就是這種典型狀態。Ｏ女士為五十二歲的家庭主婦，她的孩子已很大了，現旅居在外，所以，家裏只有夫妻兩人，整天無所事事，白天她一個人在家裏看電視。

因為沒事幹，為了填補精神空虛就吃起零食，每天儘吃一些糕餅、水果，當然會營養過剩了。

但又不多做運動使內臟機能旺盛，因而自然身體的代謝能力變得遲鈍，體內蓄積廢物。

糖尿病的特徵是，微細的血管受到侵害。眼部深處的網膜受到傷害時，視力就減退，更嚴重時，眼睛會看不見東西。

腎臟受到損害時，尿會流出蛋白質，身體發腫，再嚴重時，則變成尿毒症而死亡。而且會患神經痛或手腳麻痺者也有。

因為對於細菌的抵抗力衰退，所以，容易感染細菌、化膿，或生腫物，也容易引起肺結核。

這種毒素或廢物不能過濾，身體的代謝能力衰落，會引發可怕的合併症，是因為從胰臟所產生的胰島素不足。

所以，若是能反覆做使胰臟機能高昂的體操法，就能治好糖尿病。

O女士做以呼吸法為主的體操法，看電視時或睡覺前，只要有空都可以做。是一種應用腹式呼吸法的體操法。結果O女士很快好轉起來，不再有吃零食習慣，也不再整天在家無所事事了，她學起卡拉OK。

在第二篇會詳細說明此種體操法能提高胰臟機能，促進胰島素的分泌，具有意想不到的效果。

西醫認為要治療缺乏胰島素的身體是不可能的。所以，猛注射胰島素及採用飲食療法，如此雖然對於胰臟的機能有輔助，但無法使胰臟活性化。

使胰臟機能及內臟合體機能旺盛，才是根本治療糖尿病之道。而氣功法治療，則是從身體內部根本來治療。

●——端正姿勢行深呼吸可治好心臟病

心臟是肌肉的硬塊。是在人的一生之間，像油槽車一樣輸入一萬六千台份血液的堅固肌肉。一分鐘約做七十次的收縮、擴張運動，從生至死反覆的做著。

反覆作規則運動的心臟受自律神經控制。感情高昂時當然會受影響，吃驚時心臟會忐忑不安的跳動，任何人均有過這種經驗的。

特別是胸襟狹小，或膽小的人心臟容易過敏，稍微一點風吹草動，心臟就撲通撲通的亂跳，一直心悸不安。

這種人因心臟經常緊張，所以，容易導致心臟病。罹患心臟病的人，可說大都是氣量小的人較多。

有位A先生就是典型氣量狹小的人。他開印刷公司，在三十五歲以後曾好幾次狹心症發作。

到綜合醫院檢查，檢查不出所以然來，投藥無效，好幾次想自殺。鍼、灸、按摩等各種療法都試過了還是枉然。最後嘗試信奉宗教，當然亦無效果，困惱不已。

診察他一番，發現他氣量狹小，小蛇腰，呼吸淺，為其特徵。宛如看到了典型的心臟病患者。呼吸淺時當然精神不安定，所以胸襟也就狹窄了。

後來他學習端正姿勢，調整呼吸，運用腹式呼吸的體操法。很快的心臟病不再發作。藉著端正呼吸能使肺機能高昂，而深呼吸則能安定精神。

像A先生那樣，心臟突然被憋住的心肌梗塞或心悸亢進症，是一種神經異常的症狀，心臟受到緊張時，心臟就失去了肌肉彈力。

消除心臟緊張的呼吸法學了之後，像A先生那樣的心臟病就可治好了。

心臟是內臟中非常重要的器官，西醫也稱治好心臟病是很困難的，而氣功法卻能治好心臟病。

為何氣功法極佳呢？

●——氣功法是一切武術基點

氣功法藉正確呼吸法及端正姿勢，培養出堅強的精神力，前面曾提過，已被吸收為太極拳的拳法修行。而「禪」也是巧妙地將氣功法吸收運用的。

大家皆知，首開中國思想的禪，是實踐人類之道，從正確把握自己為開始。為了把握自己，必須養成強韌柔軟的精神。

「禪」，首先藉深長的呼吸，來安定自己的精神。然後藉著正確姿勢，朝著目的，加強持續的氣力。即藉氣功法來創造氣力、體力，以此為出發點。

若改變看法，禪也可說是冥想，藉著安定身心，使人向上，而領悟之道。

對於精通太極拳或各種拳法等武術的人，起先也是吸取氣功法。為了經常充實氣力，調整健康與身體姿勢，氣功法是最合適了。現在不僅被用於太極拳或拳法，也被用於其他武術培養體力的基礎上。

從前欲知真理的人都以氣功法為修行的中心。有動禪之稱的瑜伽也是如此。此外，誦唱佛教經典，也被認為是自然行氣功法的一種，專心祈念真理的基督徒的祈禱，也是在不知不覺當中行了氣功法。

●──運動未必是一種健康法

運動始於競技，發展至今日，競技即互相比賽技藝。所以，運動的重點在於比賽，以取勝他人為目的。

人類的身體，要使五體機能旺盛平衡，才可說是健康。

但運動最關心的是競爭之事，因此，僅提高手腕或腳的某部肌肉或機能而已。

但由於做得太過分，終會使身體歪曲。

使骨骼歪曲，常會引起埋於肌肉的血管或淋巴管障礙，所以，這不能說有益於健康。

例如打網球，只慣用一隻手握球拍，打高爾夫球只彎曲一方，過分使用的肌肉和不常使用的肌肉就分得很清楚。於是過度使用的肌肉變得堅固不鬆弛，沒使用的肌肉則失去彈性，鬆懈了。特別是平時不接近運動時就有此症狀。

許多打高爾夫球的人，他們的共通點在於患腰痛、關節炎、扭傷。特別是患腰痛的人特別多。

像這樣只偏向於一方動作的運動，會使身體發生毛病的。號稱健康法的高爾夫球運動，反而使健康受損，就是一個典型的例子。

例如，打網球和肌腱炎就有密切的關係。而且平時不好好運動只是追求時髦趕流行的人，做沒多久就厭倦了，當然身體會引起毛病。

不過，也並不是所有的運動都不能當健康法。例如，游泳是使全身平均發展的運動，對於身體是極佳的健康法。但是，若全身不平衡使用，偏於一方動作的運動就有問題。一些慣於此道的老手們，一定會利用慢跑或其他運動配合來做，以求身體平衡。知道自己身體精神狀態，是很重要的。

談到運用全身的運動，有慢跑。慢跑的確是極佳的健康法，但和人競賽成為馬拉松時就不是健康法了。和人競爭時，無論如何都想盡全力以赴，而虐待身體。

對我們來說，最重要的是不要受傷，要身體健康，而且要持續做下去。此點氣功法比運動好多了，並且不受場地、時間限制，簡單易行。

簡單易行的氣功法

●——疾病是什麼？

在談到氣功法的做法前，必須先知道自己患了什麼疾病，症狀是什麼？

疾病的進行可分為三個階段。

第一階段：感覺異常，味覺、聽覺、嗅覺、視覺、觸覺五感覺得有異常。如吃的食物味道感覺不好，身體疼痛、發熱、腫大、麻痺……等症狀。

第二階段：機能障礙。無法伸腰、舉手，手指麻痺無法握住東西、眼神無光、看不清楚……等。

第三階段：器官受到損害，內臟組織呈受破壞的狀態。即潰瘍、腫瘍、癌等，到此地步就很嚴重了。

但現代的醫學對於感覺異常有抑制的傾向，可是此種感覺異常的反應，實在具有極大的功用。

因為此種異常若繼續下去時，機能就起毛病，所以，具有警告人身體的意味。受到警告能注意身體就沒有問題，但如果視若無睹會如何呢？就像火災時的警報器一樣，若以為它是誤報而不管就完了。

光靠吃藥來抑制症狀是不夠的，這不能稱之為治療。例如，發燒時一定有原因的，它是由於細菌或是病毒侵入了體內。發燒就是身體起防禦的反應。

要根本的治療疾病，必須提高防禦反應，將細菌或病毒排出體外。總之，提高防禦反應使感覺敏銳，是治療疾病要訣。

或說「病從氣生」，人的所有疾病都是由情緒所引起的。

例如，我們常說：「好疲倦呀！」所謂的疲倦感，也有所不同的。肉體上真正的疲倦，身體是不動的。

但單單是「好疲倦呀！」大都是精神上的疲勞感。為什麼會如此呢？實在是自己不太想動的緣故。由別人來移動，工作不適合自己，不喜歡的工作——這種理由的疲勞，是始於不適合環境。忠於自己的話，絕對無疲勞感的。

「病由氣生」，可說是因人的內心想法所致。為了健康必須致力於充實氣力，使自己感覺敏銳，生氣蓬勃。

●呼吸能安定精神

人類一天二十四小時之間，不斷的反覆吸氣、呼氣約二萬五千次，人不能停止呼吸三分鐘。這種吸氣、呼氣，對人體到底有何功用呢？

吸氣時，氣進入肺部，通過肺的薄膜，進入血管，交換體內廢物的二氧化碳。即體內循環的血液將氧輸送到全身，賦與體內細胞生命。

人類的呼吸越深，更多的氧氣就能給予體內細胞更多生命。故健康的人會多做深呼吸。

反之，不健康的人呼吸很淺且快。這樣僅能給體內少數氧氣，所以會沒精神。

呼吸慢的人，說話、動作亦是慢而穩健，反之呼吸快的人會焦躁不安。

機敏是指適合環境的動作，不適合環境的動作，不能稱為機敏。而動作不必迅速，且迅速活動，不能稱為機敏，僅能說是急躁而已。當我們某處疼痛或心裏有所牽掛的事時，自然呼吸就紊亂且短促了。

由此可知疾病的根源，可藉漫長的呼吸來治療，要想長生除了常做深呼吸外，別無他法。但呼吸的功用並非僅僅如此而已，大家皆知呼吸會使肺下的橫隔膜向下壓，藉此作用內臟受到壓迫，就能促進聚積於內臟的污穢舊血液流通，亦即使內臟再生氣蓬勃。

當然，最重要的呼吸法能使精神安定。中國諺語謂「真人持腳跟呼吸」，其意是真人能深吸至腳跟為止。要安定精神，領悟真理的人物，最知深呼吸法。

呼吸是表現人類的精神，呼吸越深的人，精神狀態越安定，氣力也越充實。

因此，氣功法是非常重視安定精神，恢復身體元氣的呼吸法。

呼吸法通常分為三類：橫隔膜呼吸法、腹武呼吸法、反覆式呼吸法。

橫隔膜呼吸法又稱胸式呼吸法。西洋的運動、體操，以及現在流行的爵士舞等等，都做這種呼吸。此呼吸法的特徵不在於以健康法為重點，而是配合快動作的呼吸法。

腹式呼吸法能平衡調整身心，是對健康最有益的呼吸法。吸氣時腹部脹起，吐氣時腹部收縮。

與此腹式呼吸法相對的，是吸氣時腹部收縮，吐氣時腹部脹起，稱為反腹式呼吸法。出生的嬰兒或人身體疲勞時，會行這種反腹式的呼吸法。

反腹式呼吸法在氣力充滿身體時也可做，只是過度內壓胸部，身體易疼痛，是較危險的呼吸法，需要花相當的時間鍛鍊之後才能得到效果的呼吸法。

學氣功法時，有必要學正確的腹式呼吸法。正確的呼吸法是，採取身體放鬆不要用力的姿勢，僅靠呼吸集中意識，深長且緩慢的反覆呼吸。

腹式呼吸法，可說是能治萬病，使人體充滿活力，使人光明且有朝氣地生存的秘訣。但做的時候就知道，若不習慣做深呼吸時，往往沒辦法正確地做好。

要做正確的深呼吸，呼氣比吸氣重要，要多加注意呼氣。

即呼氣時很自然地下一個動作就是吸氣。若只注意吸氣，而不留心吐氣，就無法充分的吸入。

在做呼吸時，正坐、盤腿而坐或是坐在椅子上來做都沒關係。只要自己認為舒適的姿勢即可。

第二個重點在於呼氣時，由鼻部細長慢慢的呼出。此時要「呼」的出聲來做，

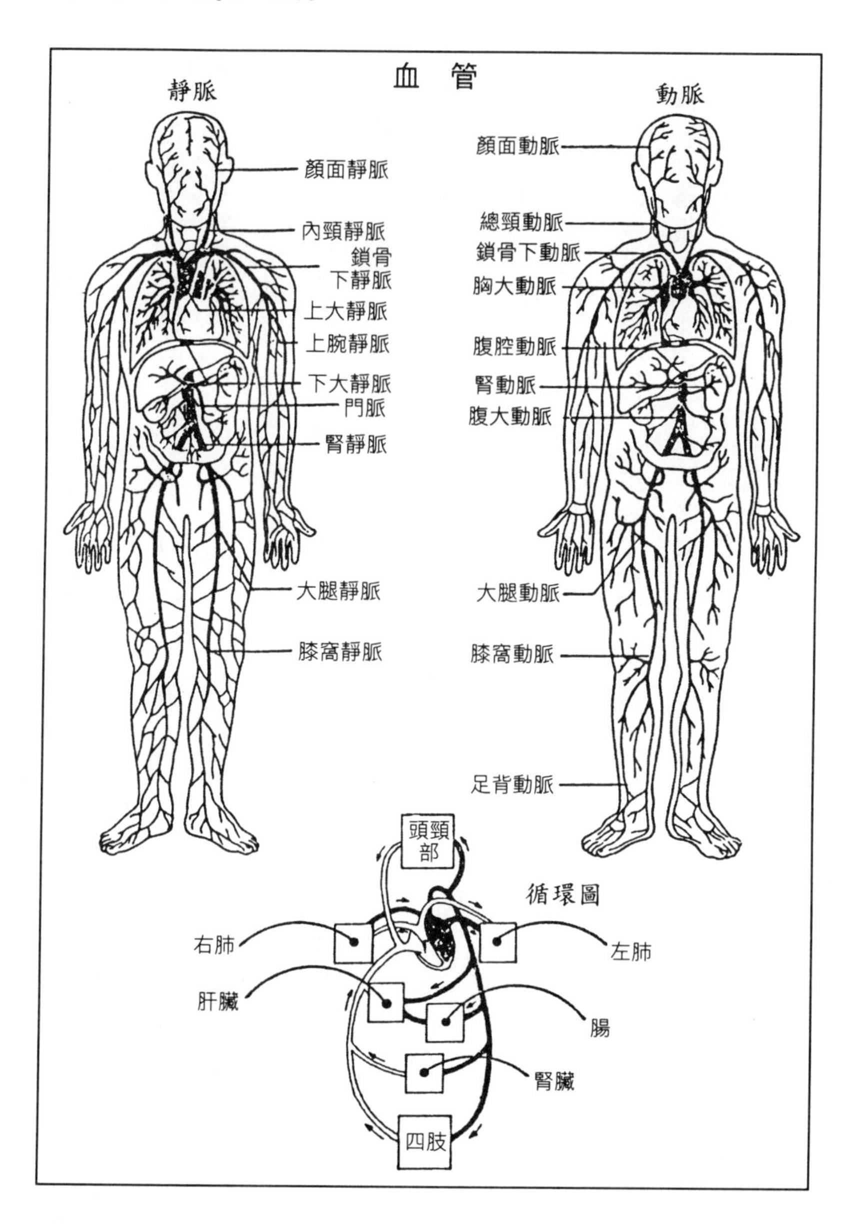
血　管
靜脈
動脈
顏面靜脈
內頸靜脈
鎖骨
下靜脈
上大靜脈
上腕靜脈
下大靜脈
門脈
腎靜脈
大腿靜脈
膝窩靜脈
顏面動脈
總頸動脈
鎖骨下動脈
胸大動脈
腹腔動脈
腎動脈
腹大動脈
大腿動脈
膝窩動脈
足背動脈
頭頸
部
循環圖
右肺
左肺
肝臟
腸
腎臟
四肢

然後一邊吐氣一邊由頭部、肩、胸、腹等由上而下慢慢的放鬆體力，同時身體成圓狀向前倒下。

在呼氣時，輕輕的發聲是為了消除精神緊張，若不出聲，即使放鬆身體，內心的緊張仍不易消除。

最後完全呼氣後，慢慢的抬起上半身，緩緩的吸氣。

此外，還有各種方法，不過，在行此呼吸時，要注意以上的要點，這樣效果才會倍增。

●─正確姿勢使內臟處於容易發揮機能的位置

除呼吸外，氣功法重要的支柱之一——姿勢。是「姿中有勢」之意。

氣功法所注重的是，不論在任何環境都要採取正確的姿勢。人體的各種機能都沒有休息的做著反覆動作，心也是不停的活動著。而正確姿勢也絕不是固定的，須適應各種環境，絕不浪費的做出最好的姿勢。

為了要採取正確的姿勢，而堅固肌肉，或使身心緊張，這樣絕不能持久，而且也無法使全身力量發揮。

要保持正確的姿勢，最重要是，不要使身體歪曲。其次，人積極想做的意念、意志等，也是不可或缺的。亦即要保持正確姿勢，不是靠肌肉，而是靠「心」來維持的。但也並非使身體變直而已。

不管處於任何環境，能使力量充分發揮的，就是正確姿勢。

而正確姿勢會帶給身體什麼好的影響呢？

採取正確姿勢，能使內臟處於正確位置（機能容易發揮的位置），讓血液的流動、血壓、內分泌荷爾蒙的流動，不受到阻礙能正常活動。若是姿勢歪曲，全身會變硬，肌肉不能鬆弛，而通過肌肉的血管或神經就引起異常。

例如，瓦斯管或水管被腳踏住一樣，被踏的部分因受到壓迫，變成不易流動，或反之流動急遽。由此可知，採取正確姿勢是很重要的。我們應該好好的學習氣功法，一直保持正確姿勢。

為了使我們的姿勢正確，首先牢記身體姿勢要美，人體的立姿或行動的姿勢必須講求「美」。

為了藉氣功法採取正確姿勢，於腹部要自然用力使下半身安定，而且上半身要保持柔軟。若是下半身不安定，上半身就易移動方向。

為了採取正確姿勢，要輕輕的降低腰部，臀部向後退，腹部向前突出，背肌直立。然後，後頭部像要頂上天花板似的，作深呼吸。

人的內心或生活紊亂時，姿勢就易歪曲。當姿勢歪曲時，背骨就彎曲，身體歪曲時，最鬆弛部分的機能變壞，就生出病端。反之，內心或生活平穩時，姿勢也就正確，疾病也能治好。

疾病從身體的彎曲或歪斜，就可一眼看出那裏不好。因為疼痛的地方，自然機能衰弱，姿勢無法端正。

例如腰痛時，首先是腰無法伸直。肩酸的人、慢性頭痛的人、歇斯底里體質的人，都是下巴向前突出。下巴或腰也會表現出一個人的意志、意慾。

若是你向朋友拜託什麼事時，而你朋友下顎向前突出時，則沒指望了。

人的意志表現於頭部。下巴收縮，頸部直直地抬頭像要觸到天花板似的姿勢，表示其人意志堅強，忍耐力強，而且是精力充沛，頭腦靈活的人。反之，若身體疲乏、精神不振時，都是下巴向前突出的。

●──氣功法是與日常生活動作相反的體操法

我們常說人具有天生的體質，而此種體質可由六種姿勢表現出來，即伸、縮、

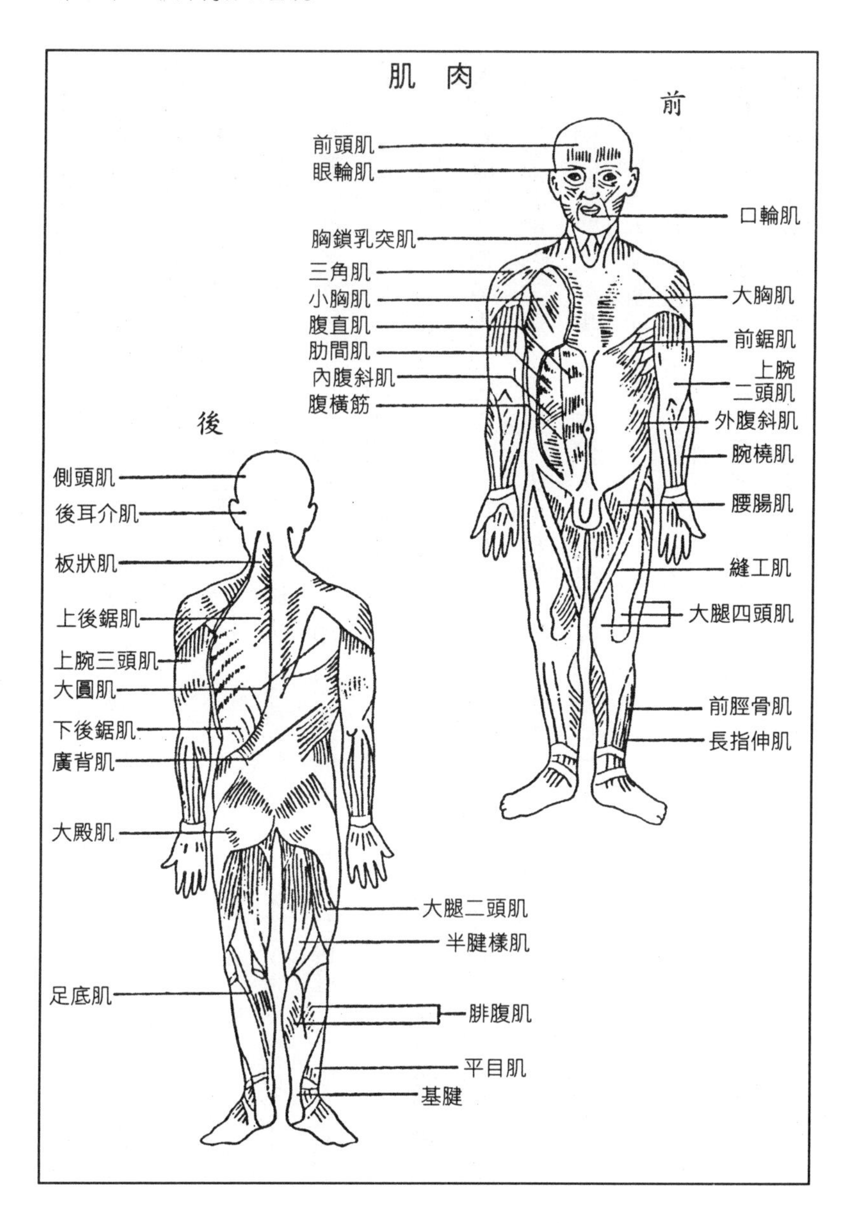
肌　肉
前
前頭肌
眼輪肌
口輪肌
胸鎖乳突肌
三角肌
小胸肌
大胸肌
腹直肌
前鋸肌
肋間肌
內腹斜肌
上腕
二頭肌
腹橫筋
外腹斜肌
腕橈肌
腰腸肌
縫工肌
大腿四頭肌
前脛骨肌
長指伸肌
後
側頭肌
後耳介肌
板狀肌
上後鋸肌
上腕三頭肌
大圓肌
下後鋸肌
廣背肌
大殿肌
大腿二頭肌
半腱樣肌
足底肌
腓腹肌
平目肌
基腱

前彎、後彎、向右或左扭曲。

例如，上身易向前彎的人，是呼吸器官較弱。呼吸器官弱則新陳代謝差，而失去活力。故疲勞時，自然就向前彎了。

身體向左或右彎的人，則是腰部不好的人。

身體歪曲的人，寫字時，一定要身體歪一邊或將紙歪一邊來寫，不然難以寫字。身體歪曲的人一定是鼻孔阻塞不通。如向右彎的人，是在右鼻孔，其因是身體歪曲。故要先治好身體的歪曲才能治好鼻病。

人體的歪曲是環境不順所引起的。在小孩時候，父母的教養方法差也有關係。人體若能順應環境則能生存；若環境惡劣，則身體日復一日的變差。所謂「近朱者赤、近墨者黑』，環境不變，人的精神面、肉體面的本質也就不變。

例如走路，如果是穿太緊太小的鞋子，自然走路姿勢也就不雅了。走路姿勢不雅，則身體不平衡而歪曲。

現今是工作細分化的時代，有些人的工作僅做一個動作而已。例如，整日伏案工作、在百貨公司或超級市場整天站著工作的人，一定僅使用身體一部分的肌肉。常使用與不常使用的肌肉，必然壁壘分明，常用的肌肉變硬，不常用的肌肉則較鬆弛，結果造成身體的歪曲。

人體絕不是沒有理由的就歪曲，一切的疾病都是由日常生活中所引起。因此，患病的人若不設法改變日常生活，就無法根本治好。更明白的說，就是做與日常生活動作相反的動作，是很重要的。使日常生活中常使用而變硬的肌肉鬆弛變軟，才能療養身體。

氣功法，可說是施行與日常生活動作相反動作的體操。藉著使身體肌肉柔軟，而治好身體的歪曲。

●——操法的注意事項與要點

氣功法是武術家經過長久歷史所編出的「醫療體術」。若是一知半解的來做，會對身體產生不良影響。所以，在做操法前有若干項要注意。在第二章所談的「治療慢性病的六十種氣功法」，兩三種運動各配合各種疾病，任何人均可簡單地加以配合運用，身體有病的人可參照各項來演練。

此外，同時患有兩三種病症的人，可同時做數種的操法也沒關係，只要不做得太過分，就能早點恢復健康。

前面說過，氣功法具有安定精神、調整呼吸、端正姿勢的三個要點，在做各種操法時，要一直將這三個要點牢記心中。這樣才能沉著、正確的做好操法。

剛開始做時，動作可能會笨拙，但不可急躁，漸漸習慣後一定能順利進行。

呼吸可行腹式呼吸，慢慢地以使腹部鼓起似的心情來做。特別是呼氣是呼吸之本，牢記呼氣比吸氣重要。呼氣的話，自然能吸入氣。

其次，一直意識身體某部位遭到疾病，來行操法。身體某個部位歪曲或肌肉、關節失去柔軟性，若是意識不清，做操法也沒效果。一直意識著某部位受損來做動作，才能儘早恢復健康。

在說明各種操法時，會指示各種動作的次數，這只是一種標準。因體力及疾病的輕重使每個人所能做的動作次數也有所差異。在反覆做操法時，最簡單的次數標準是，以感到「稍微疲倦了」即可。次數由自己去衡量就可以了。「過猶不及」，絕不要太勉強自己。

但沒耐性還是不行的，每天勤勉持續做下去是很重要的。若是剛開始感到疲勞時，可減少次數。可是每天都要做，流出許多汗來是好的，不過，若是不擦汗的話體溫會下降，要用乾毛巾將身體擦乾淨。洗澡也無妨，但是，被汗浸濕的衣服一定

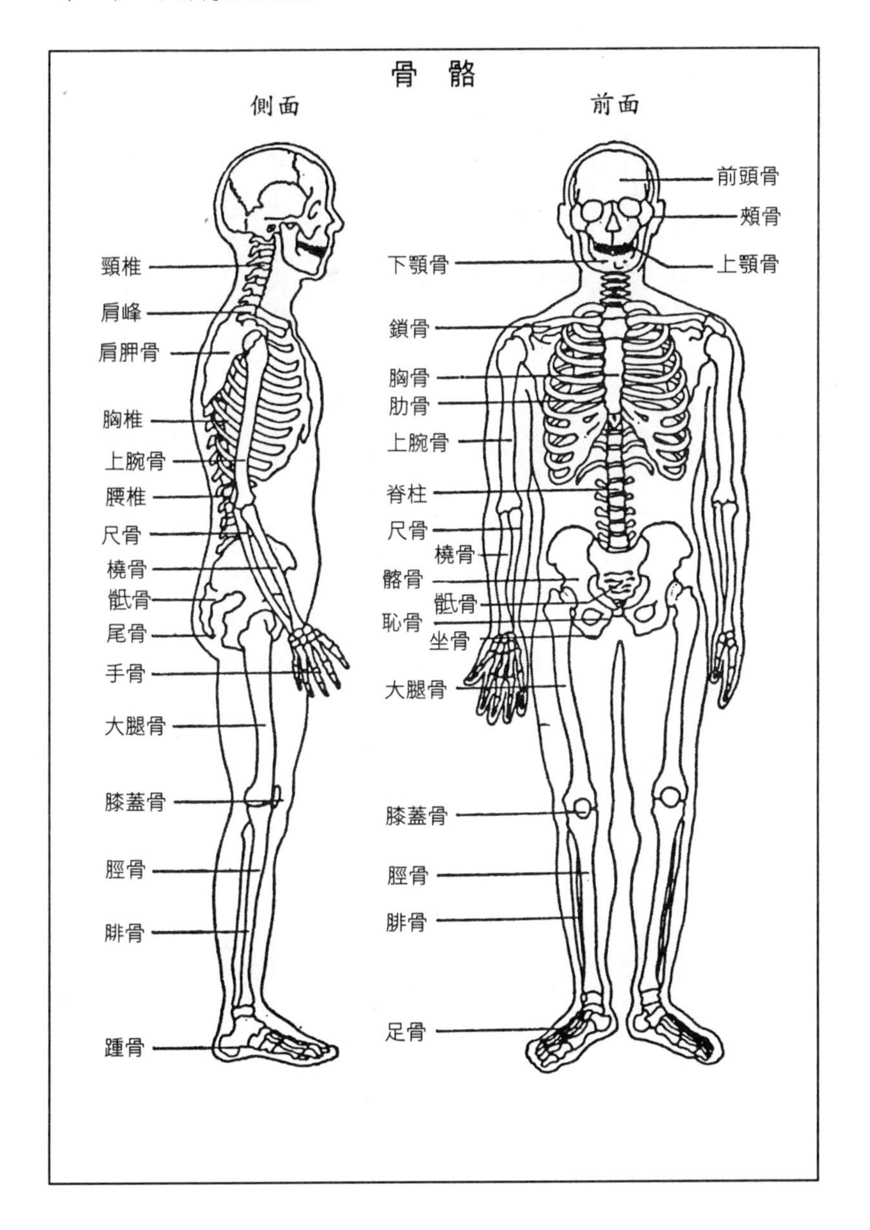
骨 骼
側面
前面
頸椎
肩峰
肩胛骨
胸椎
上腕骨
腰椎
尺骨
橈骨
骶骨
尾骨
手骨
大腿骨
膝蓋骨
脛骨
腓骨
踵骨
前頭骨
頰骨
下顎骨
上顎骨
鎖骨
胸骨
肋骨
上腕骨
脊柱
尺骨
橈骨
髂骨
骶骨
恥骨
坐骨
大腿骨
膝蓋骨
脛骨
腓骨
足骨

要換掉。

此外，行操法時要注意如下事項：

①飯前、飯後一小時內不要做，會對消化產生不良影響。

②在洗澡時不要做，洗澡會消耗許多體力，若是做了容易變成運動過量。

③做了操法後，呼吸稍紊亂，不要立即喝開水，等調整呼吸後再喝。

④穿適合身體運動的服裝，太緊的衣服會妨礙呼吸，效果不佳。

⑤最重要的是，不要做使身體疼痛或不快的動作。如頸子向右轉會感到疼痛，就不要向此方向轉。此時向反方向不疼痛的左邊轉，效果較好。

若是兩方向均感到疼痛時，就不要做此操法，可行別的操法。

還有在解說操法時，有劃線的地方，這是重點動作，也是使操法有效的重要動作，所以要仔細的領會。

插圖中⇩的記號是表示呼吸法，⇧向著唇部時表示吸氣，⇧離開唇部時表示呼氣。通常箭頭記號表示動作。

第二章　治療慢性病的六十種氣功法

頭痛

頭痛，簡單的說，即是血液無法充分輸送到頭部而引起的症狀。在分佈於頭表面的末梢毛細血管中，輸送氧氣的血液無法充分的遍佈於此，由於氧氣不足而引起頭痛。

為什麼血液輸送到頭部會不足呢？在肩部到頭部的肌肉中，有輸送頭部血液的總頸動脈。此動脈若受到板狀肌或僧帽肌等分佈於頭部到肩的肌肉壓迫時，輸往頭部的循環血液就受到阻礙。

所以，頸部或肩部酸痛也是頭痛的原因。運動不足的人，罹患頭痛較多，也是這種原因。

若能做消除由頸部到肩或肩胛骨到背部酸痛的操法，頭痛就能立刻消除。一日多做幾次到流汗為止。

此種操法繼續做下去，就能達到頭痛不侵的地步。

頭痛立即服用止痛藥並不好，藥只能止一時之痛無法根本治療，還是會再痛的。而且一直吃藥，有副作用之虞，與其吃藥不如做根本消除頭痛的操法。

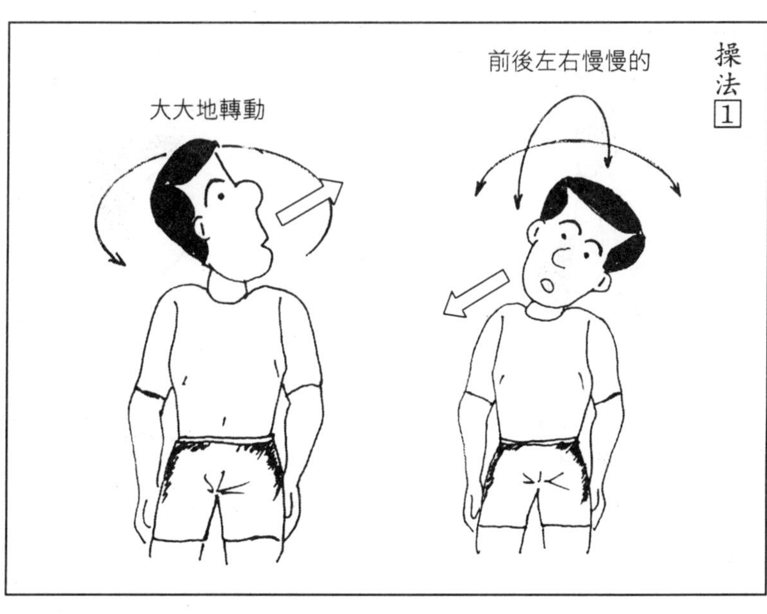

●操法——1

①兩腳比腰幅稍寬地張開，放鬆力氣，端正姿勢。

②頭頂像要頂物似的，頭部上升，吸氣。

③仍採取這種姿勢，慢慢地一邊吸氣，頭部前後左右彎曲。

④吸氣，然後慢慢呼氣，頭部大大轉動。

【要點】

在呼氣後瞬間，全身若放鬆，效果更好。轉動頭部感到疼痛時，不要轉到疼痛方向，**轉到不會疼痛方向即可**。

一日做三次，各種動作各做五次。

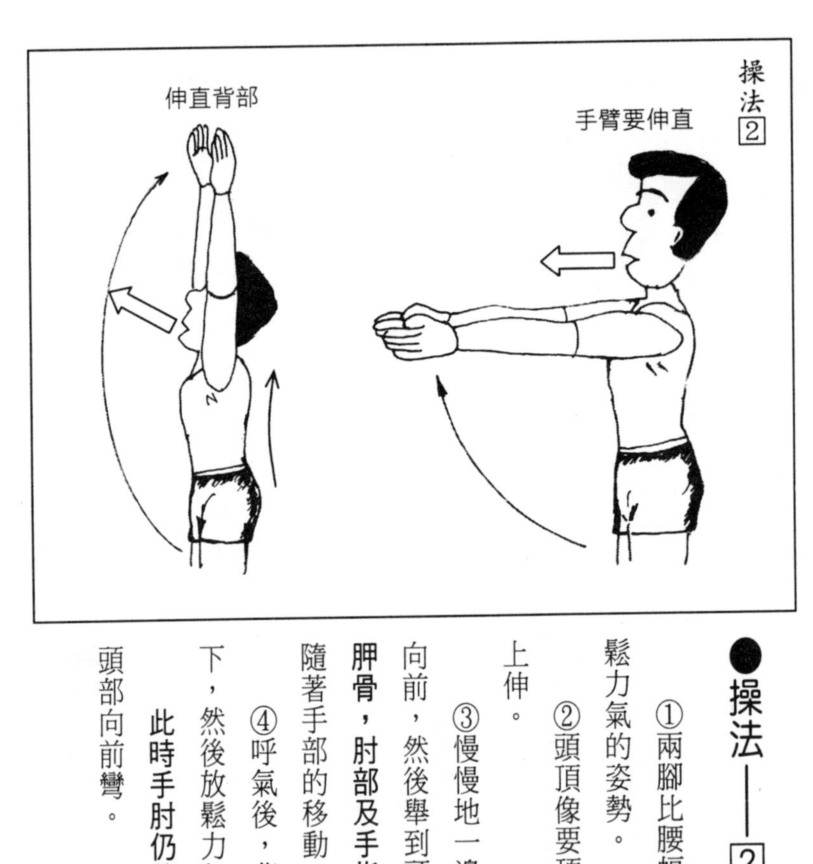

●操法——2

①兩腳比腰幅稍寬地張開，採取放鬆力氣的姿勢。

②頭頂像要頂物似的，頭部儘量往上伸。

③慢慢地一邊呼氣，一邊兩手由下向前，然後舉到頭上，**此時為了移動肩胛骨，肘部及手指要伸直，不能彎曲。**隨著手部的移動，臉向上看。

④呼氣後，背部伸直，肌肉緊縮一下，然後放鬆力氣，兩手向下落。**此時手肘仍伸開地向前落下**，同時頭部向前彎。

眼部疲勞

眼部疲勞是因血液無法充分輸送到眼部，以及視神經機能衰弱所造成的。其中視神經機能衰弱為主因。

視神經在後頭部稍下的頸椎處。人長時間採取同樣姿勢閱讀細小字體時，頸部和肩胛骨附近就會引起酸痛，而此酸痛會壓迫頸椎的視神經使眼部疲勞。硬固的肌肉壓迫視神經而使其機能減退，終使眼部疲勞。

若是做消除頭部到肩部周圍發硬酸痛的操法，就能解除眼部疲勞。

長時間讀書時，每隔一個小時就做此操法，就可一直讀下去。

眼部疲勞若是光考慮到眼部，是絕對治不好的。

平時頸部到肩部酸痛的人，較容易引起眼部疲勞。

所以，不能太輕視眼部疲勞這種症狀，若放任不管，眼部的新陳代謝衰弱，視力就減退了。

眼部疲勞的治療，可配合治療頭痛的操法來做，效果更佳。

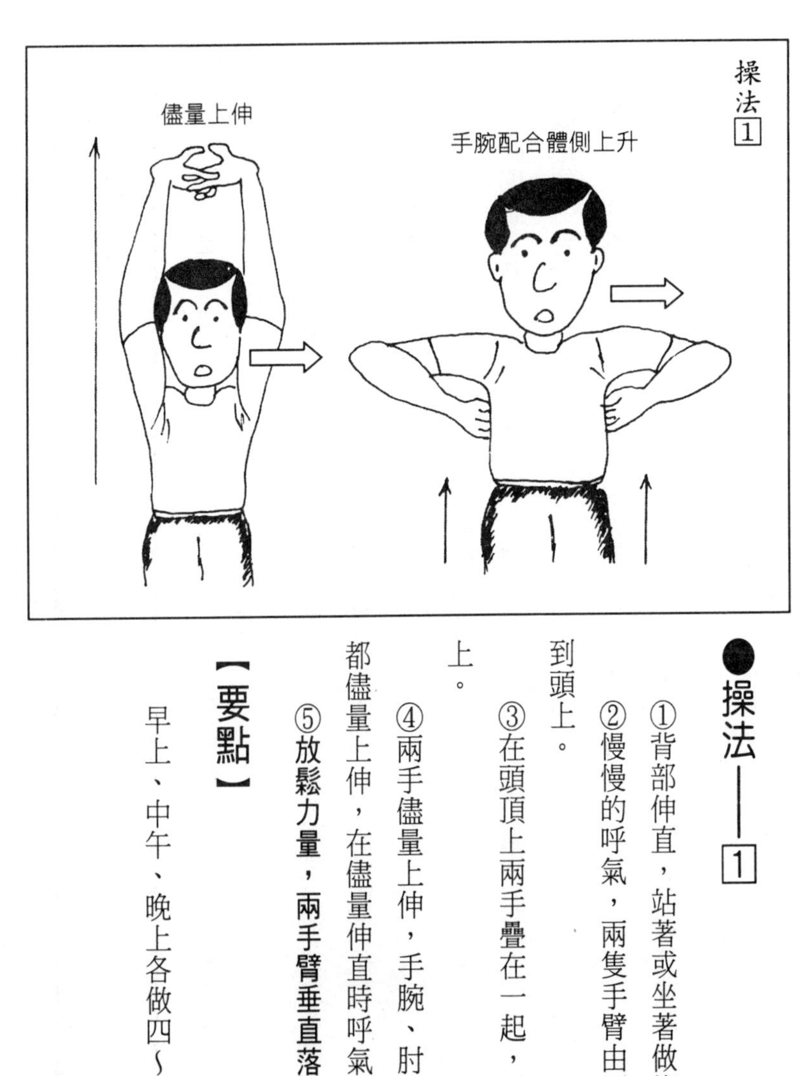

●操法──1

①背部伸直，站著或坐著做均可。

②慢慢的呼氣，兩隻手臂由兩腋舉到頭上。

③在頭頂上兩手疊在一起，手掌向上。

④兩手儘量上伸，手腕、肘、背部都儘量上伸，在儘量伸直時呼氣。

⑤**放鬆力量，兩手臂垂直落下**。

【要點】

早上、中午、晚上各做四～五次。

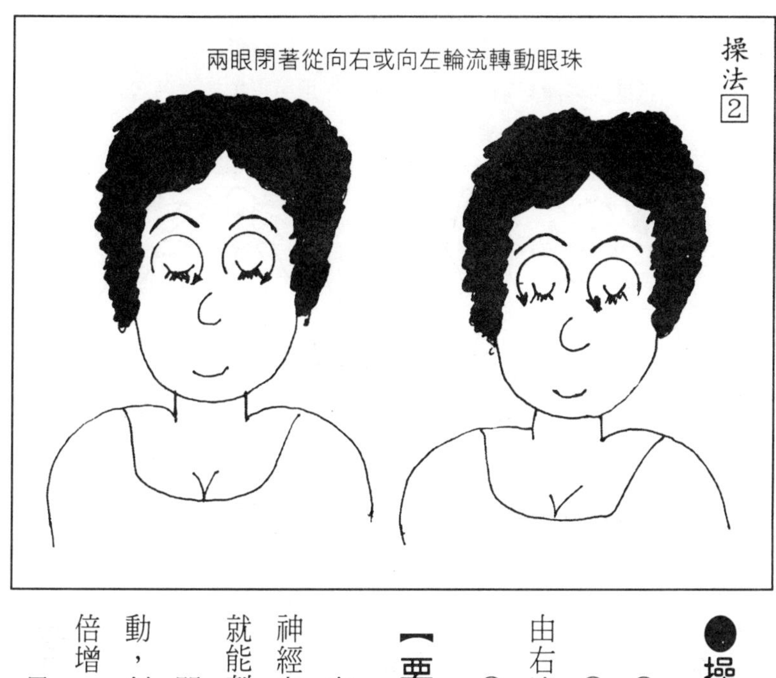

●操法——2

①兩眼閉著，放鬆身體力量。

②意識集中眼珠，然後滴溜滴溜地由右邊轉動眼珠四～五次。

③再由左邊轉動眼珠四～五次。

【要點】

在眼皮內部或眼珠四周佈滿了與視神經有關的神經。眼珠若充分地轉動，就能刺激這些神經，提高視神經的機能。

閉著比睜開眼睛來做更能使眼珠轉動，刺激視神經。配合操法①來做效果倍增。

早上、中午、晚上各做三次。

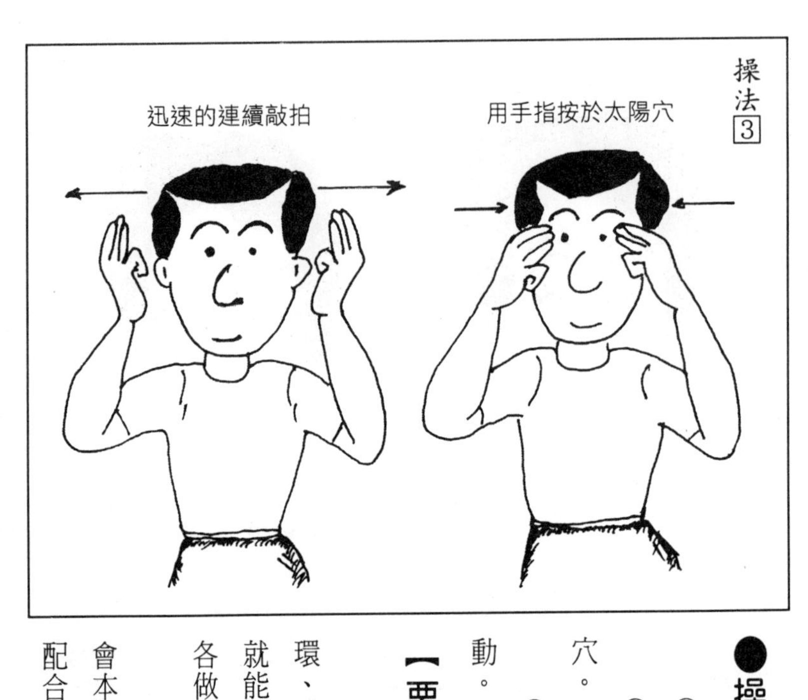

●操法——3

①放鬆身體的力量。

②用食指、中指、無名指按於太陽穴。

③以三根指頭的指尖快速地輕輕敲動。**要注意需快速地敲動。**

【要點】

太陽穴是使視神經、頭部的血液循環、神經機能高升的穴道。刺激此處，就能治好眼部疲勞。早上、中午、晚上各做三次。

當我們感到眼部疲勞或頭疼時，都會本能的揉揉太陽穴，理由即在於此。配合操法1來做更好。

白內障

白內障是眼珠的水晶體變模糊的疾病。以過了中年的患者較多。

白內障是因肝臟或胰臟功能衰弱，或精神過於緊張所引起的。以一般的經驗看來，絕不是老化造成的。

中醫認為「肝在於目」，的確過飲過食，眼睛會發黃。這是肝臟與胰臟功能衰弱，解毒作用降低，無法好好處理糖等過剩營養所引起的。

同時心情焦躁，一直有擔心的事等精神上的壓力，也會引起眼部毛病。

常言道：「眼睛是靈魂之窗」，所以可說眼和心是具有密切關係的。不僅是白內障，其他青光眼、黑內障等眼病，均是肝臟或胰臟衰弱、精神受壓力等原因所造成的。

白內障可做提高肝臟或胰臟功能、消除精神緊張壓力的操法，即可治好。

做一次試看看，效果驚人。放鬆全身，慢慢來做效果更高。

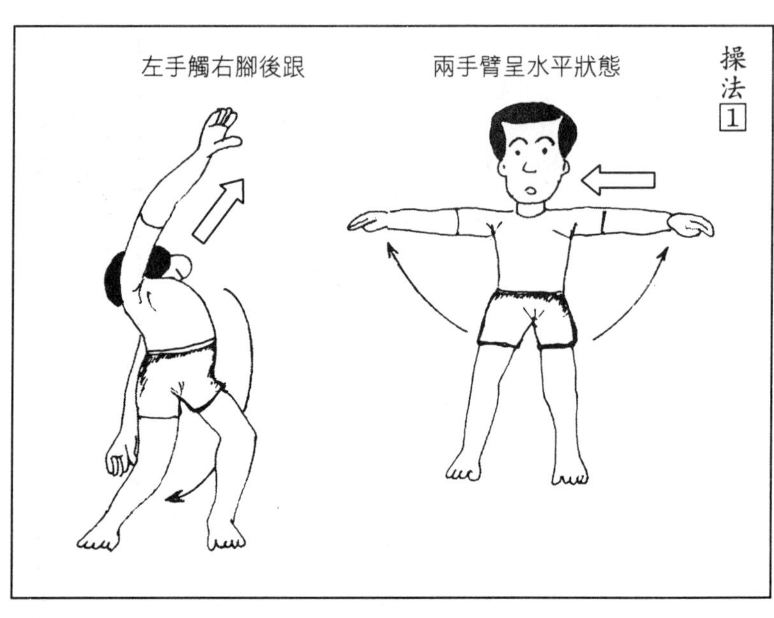

●操法──1

①兩腳比腰幅稍寬地張開。此時背要伸直。

②兩手臂水平張開，此時深深地吸口氣。

③一邊慢慢的呼氣，從腰部將上半身向左扭動，如向後方倒似的彎曲，此時左手要觸到右腳後跟。臉儘量看右腳跟。

④一邊吐氣，再恢復原來姿勢。

【要點】

剛開始做時指尖可能觸不到腳跟，但繼續做幾次一定可碰到，左右各反覆做三次。

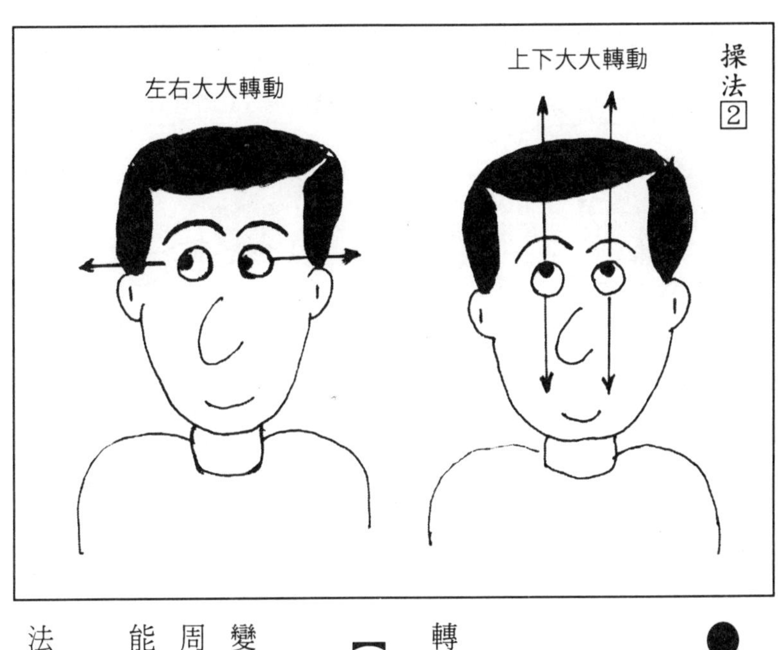

●操法——2

①頭部伸直，眼張開，放鬆力量。
②眼球上下大大轉動五次。
③眼球左右大大轉動五次。
④眼球向左大大轉動五次，再向右轉動五次。

【要點】

罹患白內障等眼疾時，視神經功能變弱，因此，藉著轉動眼球，可使眼部周圍的眼輪肌變柔軟。這樣視神經的功能變活絡後，就可治好白內障。

早上、中午、晚上做三次，配合操法1來做更好。

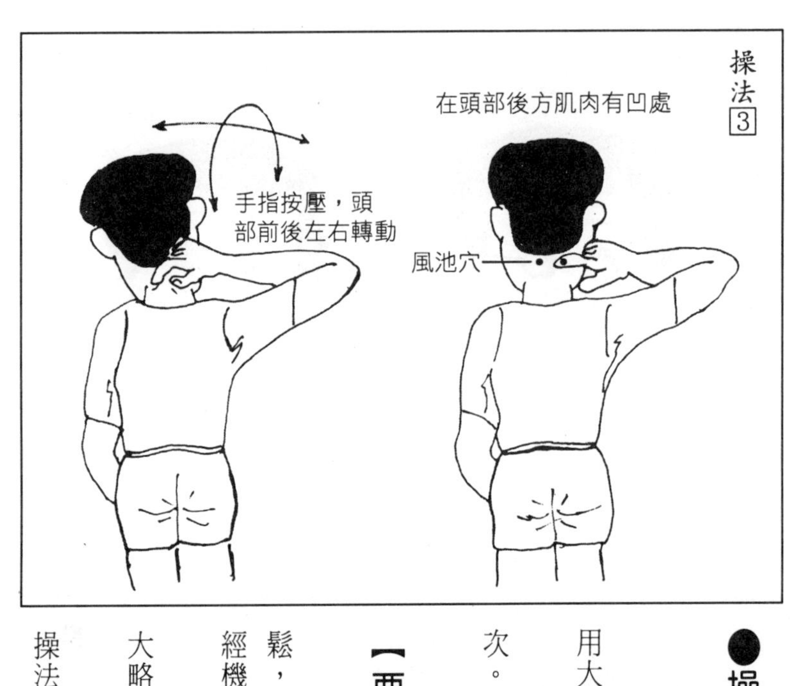

●操法——3

①頭部伸直。

②在頭部後邊稍下方板狀肌凹處，用大拇指和食指用力的按壓。

③手指仍按壓著，頭部前後轉動五次。

④然後頭部再左右轉動五次。

【要點】

按壓於頸根的大拇指力量，不要放鬆，這點很重要。因為在此有提高視神經機能的風池穴。

但穴道位置也不必過分正確講求，大略知道位置即可。

早上、中午、晚上各做三次。配合操法1來做更好。

耳鳴

中醫謂「腎的疾病見於耳」。因腎臟病會使血壓上升，而使頭部內壓增強，就引起了耳鳴。

耳鳴發生原因，可說腎臟機能衰弱的緣故。

更詳細言之，腎臟具有去除血液中廢物的功用。腎臟機能衰弱時不能淨化血液中的廢物，血管就附有廢物，於是血管失去彈性而使血壓上升。

血壓上升當然就增加頭部內壓，而耳部是最敏感受到頭部內壓的異常影響。所以就引起耳鳴。

耳鳴的原因不在於耳部，追根究底即是腎臟機能衰弱。

腎臟在腰的附近，腎臟衰弱時其周圍肌肉就變硬固，而導致腰酸。要使腎臟機能活絡，其秘訣在於消除硬固肌肉，強健腰腿。這樣耳鳴自然會消失。

每天做消除腰部周圍酸硬，強健腰腿的操法，就可免去耳鳴的煩惱。

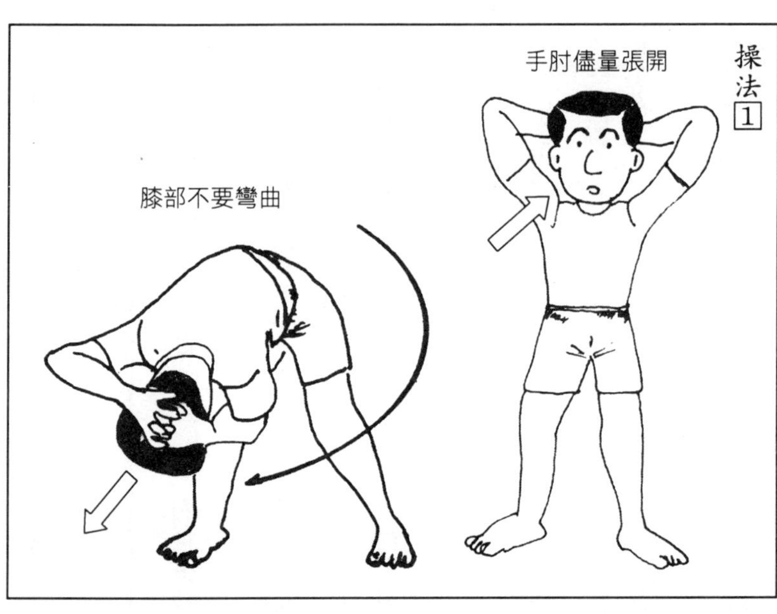

●操法——1

①兩腳比腰幅稍寬張開地站著，腳尖稍向外側。

②兩手疊在頭的後部，深深吸氣，挺起胸部。

③慢慢呼氣，**左手肘觸到右膝似的上體向前彎曲**。

④再次一邊吸氣，上體一邊恢復原狀。

⑤以同樣的要領，右手肘觸左膝。

【要點】

左右交互各做五次，背部蜷曲沒關係，但膝部不要彎曲。

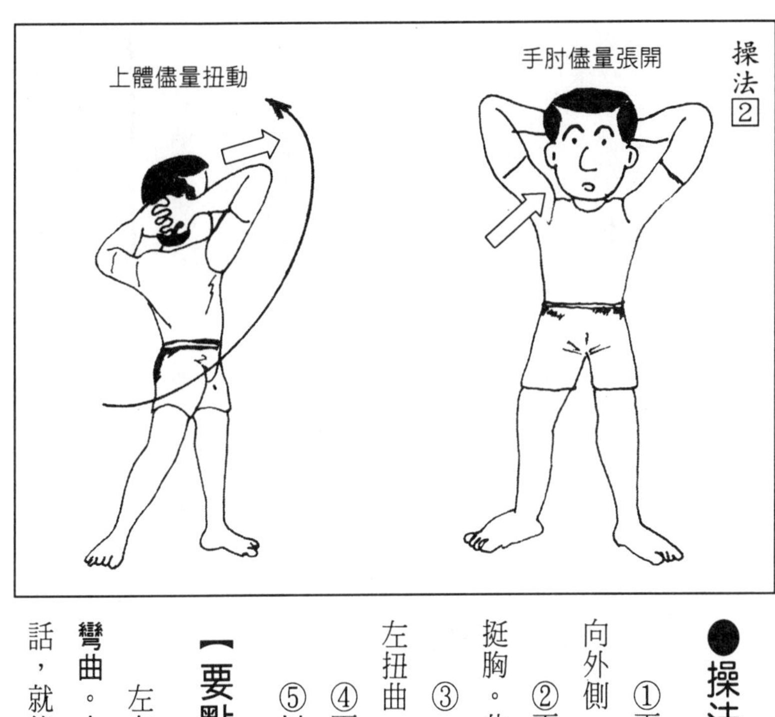

●操法——2

①兩腳比腰幅稍寬張開站著，腳尖向外側。

②兩手疊在頭的後部，深深吸氣，挺胸。此時臉朝上。

③一邊慢慢吐氣，一邊上體儘量向左扭曲。

④再次吸氣，上體恢復原狀。

⑤以同樣要領向右扭動行之。

【要點】

左右交互各做五次，**注意膝部不要彎曲**。大腿二頭肌或腿肚肌肉能鍛鍊的話，就能強健腰腿。

過敏性鼻炎

鼻黏膜變弱，稍受刺激就起過敏性反應，引起不止的打噴嚏、流鼻水的症狀，為過敏性鼻炎。

鼻黏膜變弱的原因是因黏膜的水分一直不足，濕氣缺乏所造成的。調節鼻黏膜水分的神經，在頸後髮邊的頭椎三處。此神經受到頭部彎曲或歪斜的壓迫，鼻的黏膜水分就會不足，而引起過敏性鼻炎。不僅是過敏性鼻炎，其他鼻部疾患幾乎都是頭部彎曲或歪斜所引起的較多。

或是因皮膚衰弱也會引起過敏性鼻炎。鼻的黏膜也是皮膚的一部分，當然皮膚弱的人黏膜亦弱。

因此，過敏性鼻炎若做治療頸部歪曲的操法、強健黏膜及皮膚的操法，就可治好。二年前有位母女接受治療，她們都是典型的鼻炎症。

母親二十年來，一直為鼻炎所苦，而十二歲和八歲的女兒從小鼻子就不好。她們施行治療法後，三個人都在二週間治好了，母女感激之至。

請參照如下的操法來做。

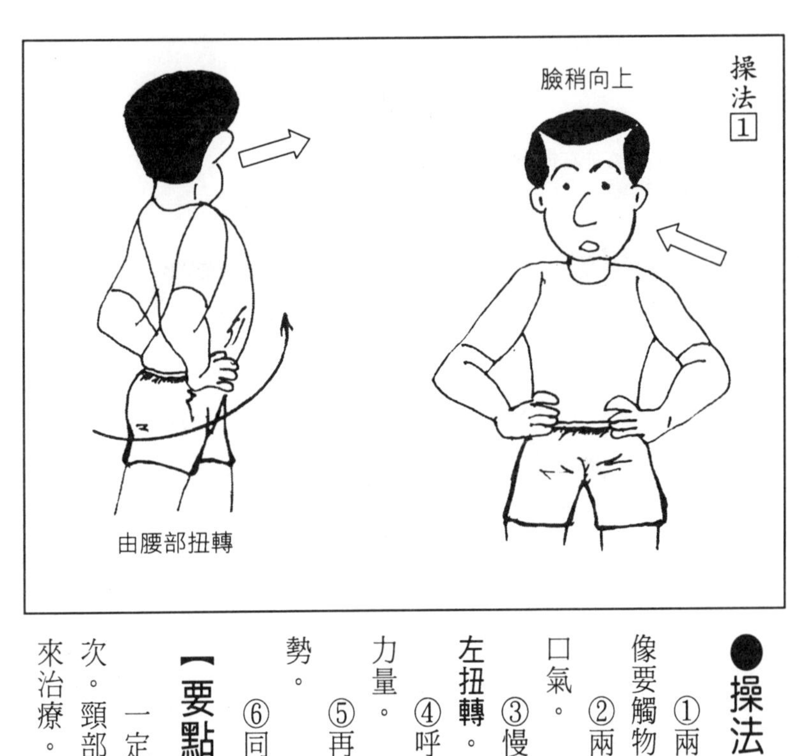

●操法—1

①兩腳張開站著，挺胸，採取頭上像要觸物的姿勢。

②兩手插腰，臉稍向上，深深的吸口氣。

③慢慢地一邊呼氣，**上半身腰部向左扭轉**。

④呼氣完後，上半身仍扭轉但放鬆力量。

⑤再次一邊吸氣，慢慢恢復原來姿勢。

⑥同樣的向右側施行。

【要點】

一定要注意呼吸，左右各交互做五次。頸部歪曲的原因在腰部，故由腰部來治療。

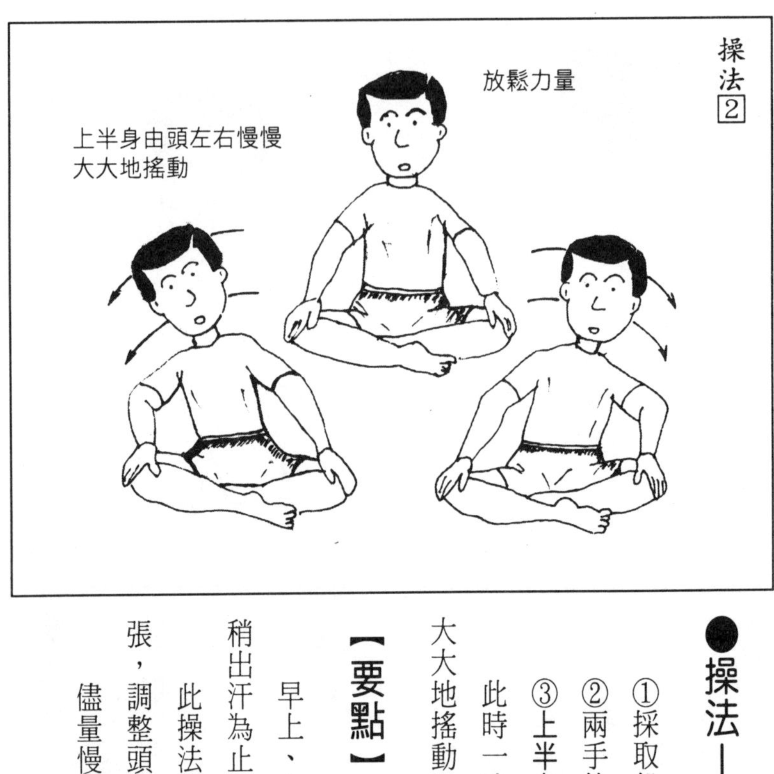

●操法——2

①採取盤腿而坐姿勢。

②兩手放於膝上，放鬆力量。

③**上半身由頭部左右搖動。**

此時一邊平衡，慢慢地上半身由頭大大地搖動。

【要點】

早上、中午、晚上各施行，以做到稍出汗為止，就能治好。

此操法能消除頭部後邊板狀肌的緊張，調整頭部歪曲，為極佳的操法。

儘量慢慢大大地搖動，效果更大。

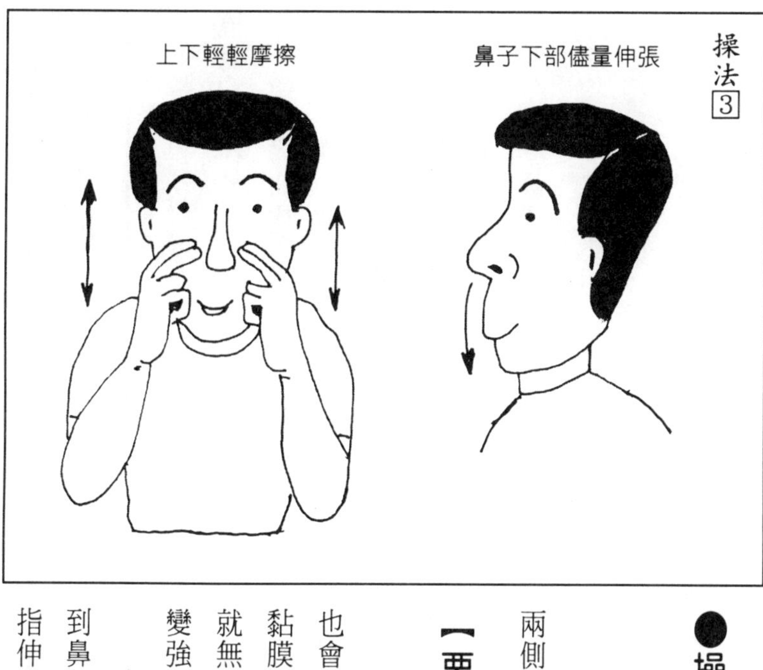

●操法——3

①伸張鼻子的下部。

②其次兩手的中指及食指按於鼻子兩側，上下輕輕摩擦二十次。

【要點】

鼻子下部伸張的話，鼻腔內的黏膜也會伸張。因此摩擦鼻部外側，可刺激黏膜。鼻下若不伸張，黏膜亦不伸張，就無法刺激黏膜。適度的刺激能使黏膜變強。

常見有人將手指伸入鼻內，這會傷到鼻子的黏膜，所謂刺激黏膜並非將手指伸入鼻內。

蓄膿症

鼻子和頸部彎曲或鬆弛有密切關係。因為在頸部下方的第三頸椎，有控制鼻部機能的神經。

頸部彎曲或歪斜的話，鼻部的神經會受到壓迫，鼻內的機能變差。

鼻炎發生原因是頭部左右彎曲或歪斜。而蓄膿症則是頭部前後彎曲或歪斜。或者甜的東西攝取過多也會發生蓄膿症。甜的東西攝取過多，會增加血液中的糖分，成為容易化膿的體質。

臉上會生青春痘等，就是具有易化膿的體質。蓄膿症即是鼻內生腫疱的狀態。

在治療蓄膿症時必須節制糖分，做矯正頸部，前後彎曲的操法。可得到意想不到的效果，這是長年累積獲得的經驗。

罹患蓄膿症時，吸氣不順，呼吸變得非常淺。因氧氣不足，頭部機能變鈍，記憶力或耐力變低，所以，小孩的學業也就變差。參照下列操法即可獲得改善。

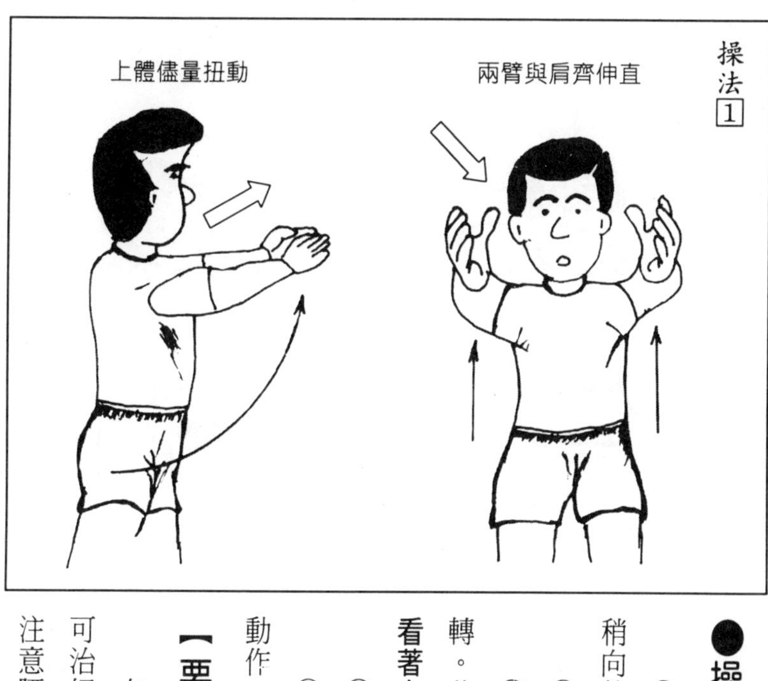

●操法——1

①兩腳比腰幅稍寬張開，此時腳尖稍向外側。

②兩手臂向前伸直，吸氣。

③一邊慢慢呼氣，上體儘量向右扭轉。此時兩腕及頭部朝向左後方，**視線看著左手的指尖**。

④慢慢的吸氣，恢復原來的姿勢。

⑤上體向右扭轉，仍做剛才同樣的動作。

【要點】

左右交互各做兩次，由腰部的扭動可治好頸部的歪曲或歪斜。上體轉動時注意腰部不要彎曲。

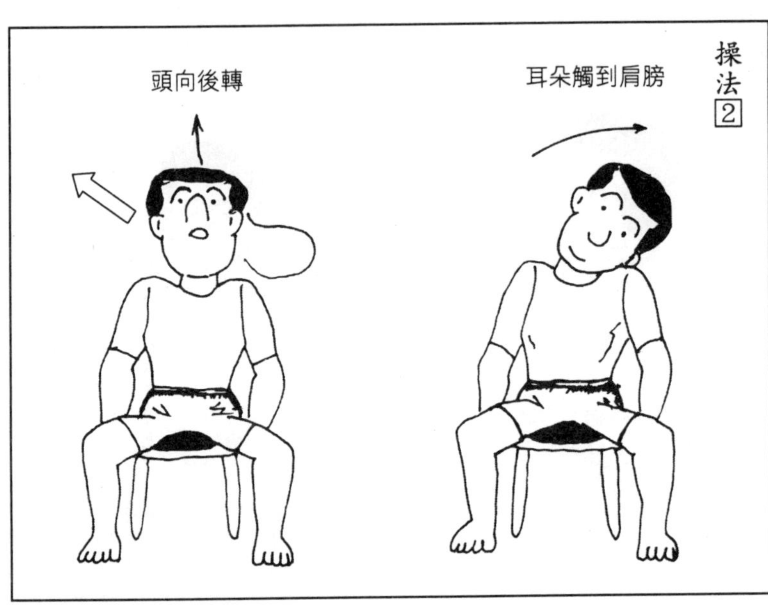

●操法——2

①坐在椅子上，兩腳張開，調整姿勢，深深的吸一口氣。
②**頸部向左傾倒，耳朵觸到肩膀。**
③慢慢地一邊呼氣，**將頭部轉向後方，臉向上。**
④然後頸部直立，深深地吸口氣。
⑤向右側做同樣的動作，恢復原來姿勢。

【要點】

左右交互各做兩次，頸部下方不要移動。此操法對於鼻塞有效，在頭部傾向鼻塞的一方來做看看。

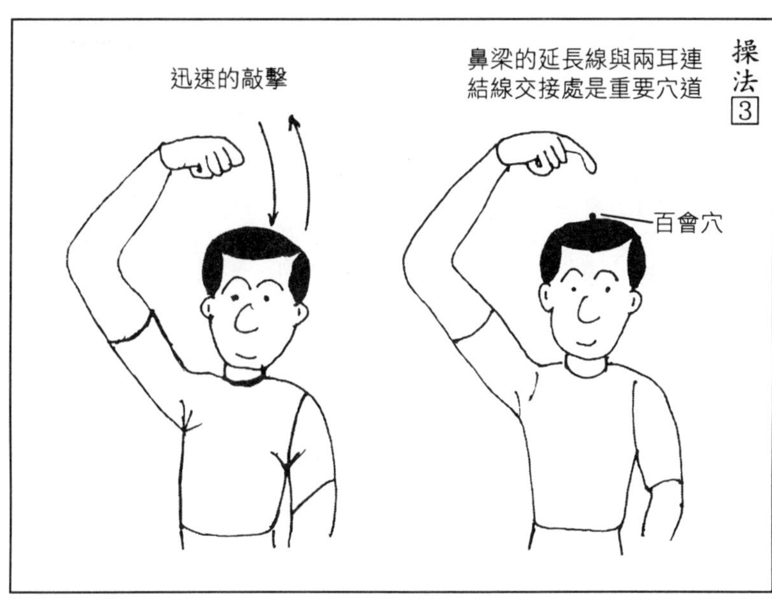

●操法——③

①放鬆全身力量，調整姿勢。

②尋找鼻梁延長線與兩耳交接的線於頭上會合處。

③輕輕握拳，用拳迅速敲擊（稍微疼痛地使力）一共敲二十次。

【要點】

鼻梁延長線與兩耳連結線交接之處稱「百會」穴，是治療蓄膿症的穴道。

配合操法①、②來做，效果更加迅速。

蓄膿症即使手術治癒，但再引起的例子也很多，藉此操法可根治。

支氣管炎

支氣管在胸部正中處。遍佈黏膜的支氣管，受到香菸或污染空氣的刺激，就會引起炎症，稱為支氣管炎。

支氣管發炎的人，其周圍肌肉發炎硬固。於是在第五頸椎及第六、七頸椎和第一、二胸椎受到壓迫，頸部變硬，胸或上半身歪斜。

在第五、六、七頸椎及第一、二、三胸椎，有調節肺及支氣管作用的神經，若受到壓迫，支氣管炎越嚴重。

因此，要治療支氣管炎，必須先提高肺及支氣管的機能。

所以，要先去除壓迫神經的酸硬部份。做消除頸部酸硬的操法，及做端正胸部和上半身歪斜的操法，就可治好支氣管炎。

有位經營製紙工廠的陳先生，一直為支氣管炎煩惱，他施行這種操法僅兩個月就完全治好了。陳先生自小孩時期因慢性支氣管炎而常咳嗽、痰多。藉此操法而能抵抗各種刺激。

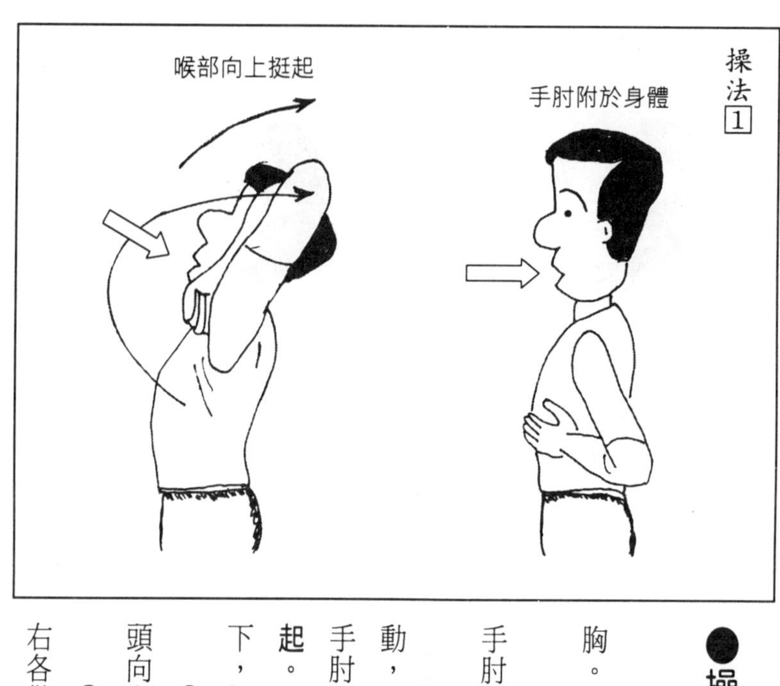

●操法——1

①兩腳併攏站著，深深吸口氣，挺胸。

②兩手的大拇指按於腋下稍前方，手肘靠著體側。

③一邊慢慢呼氣，手肘向前大大轉動，手肘朝後。此時要注意的是，配合手肘的轉動，頭亦向後傾，**喉部向上挺起**。同時內臟也稍微向上似的，腹部凹下，挺胸。

④**喉部仍挺起**，慢慢的一邊呼氣，頭向左轉，臉朝正面。

⑤**在呼氣時全身力量突然放鬆**，左右各做二次。

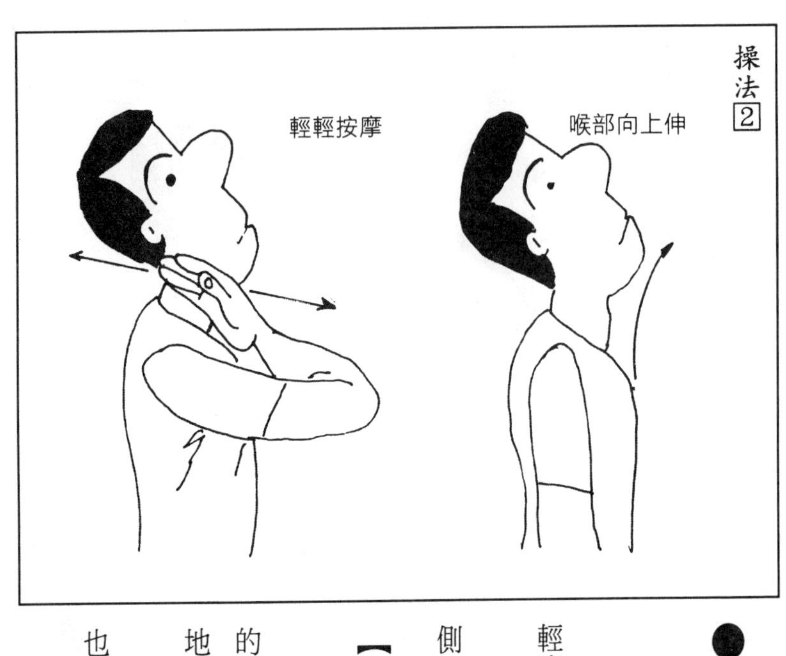

●操法——②

①顎部向上挺起，喉部儘量伸張。

②右手手背按於頸部右側，前後輕輕摩擦五次。

③同樣地，左手的手背按於頸部左側，前後輕輕摩擦五次。

【要點】

不必注重呼吸也沒關係，感到疼痛的人儘量做到不疼痛的程度，反覆輕輕地刺激。

做此按摩後，自然痰及咳嗽變少，也可消除疼痛。

配合操法①來做效果更好。

氣喘

氣喘和支氣管炎不同，不生痰，但繼續不斷咳嗽。咳嗽雖不嚴重，但一發作則難以停止，因而很難受。

本來氣喘被認為與過敏症有關，但是，最近則被認為氣喘半數以上與精神壓力有關。

昔日謂「病由氣生」，氣喘正符合此說。即是使身體緊張的交感神經過敏，一直讓身體肌肉緊張，特別是肩胛骨周圍的肌肉緊張，失去彈性。

肩胛骨的周圍變得酸硬。若是緊張得手握出汗時，首先身體會酸硬的部位，一定是肩胛骨附近。

此硬固部分壓迫控制支氣管或肺等呼吸器官的神經，就會引起氣喘。

因此，要治療氣喘，必須放鬆精神，做消除肩胛骨附近酸硬部分的操法即可。

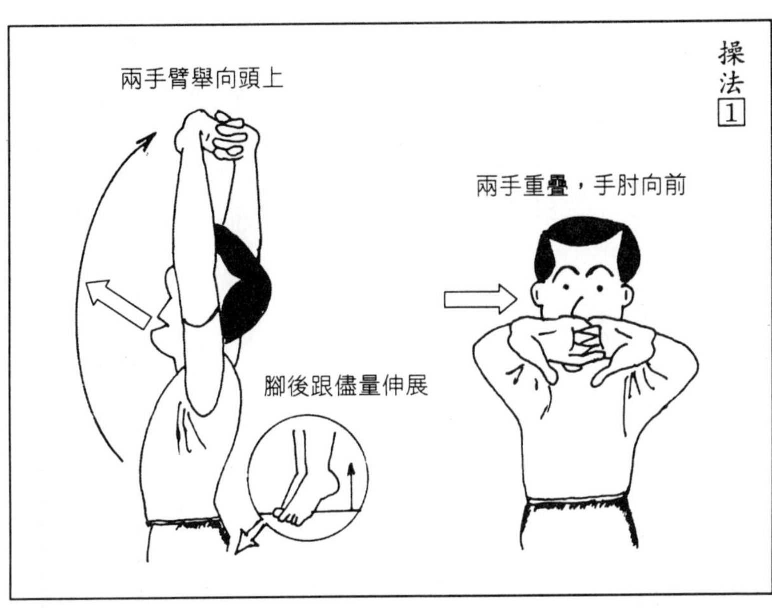

●操法──1

①背部伸直，兩腳併攏站著，兩手在身體前重疊。

②手掌向外側前伸，一邊深深吸口氣。

③一面慢慢地呼氣，兩手臂舉向頭上，但**手肘不要彎曲**。臉要配合手的移動，朝向上方。兩手臂舉向頭上時，**腳後跟儘量大大的伸展**。

④在呼氣後放鬆力量，放下兩隻手臂。

【要點】

做到不疲勞的程度，一天做五次。肩胛骨附近的酸硬，一定可消除。

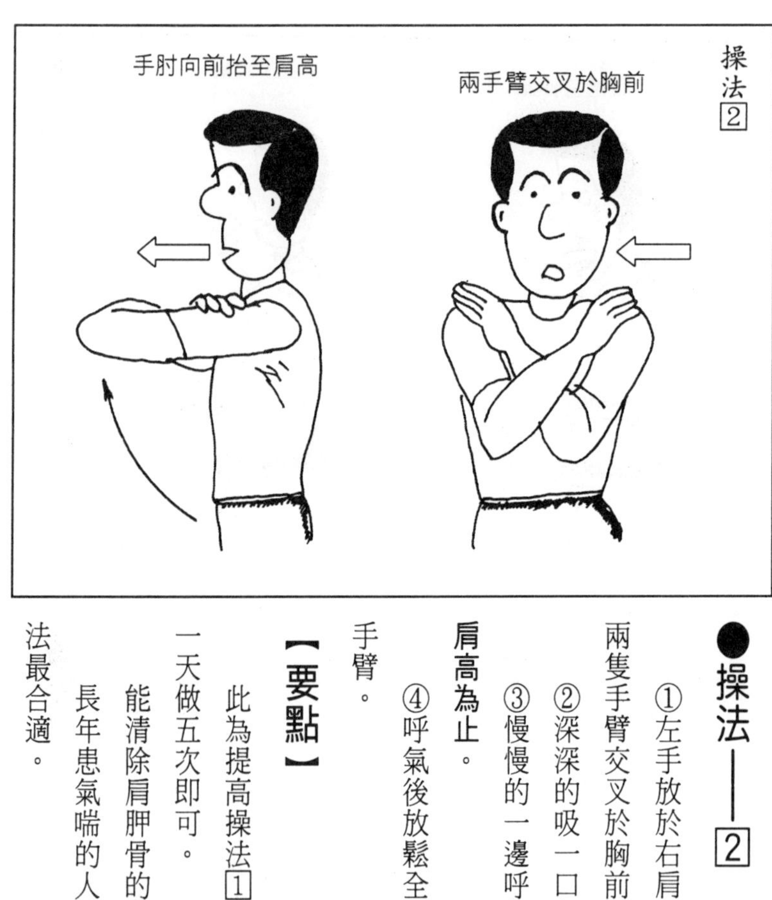

●操法——2

①左手放於右肩，右手放於左肩，兩隻手臂交叉於胸前。

②深深的吸一口氣。

③慢慢的一邊呼氣，**手肘向前抬至肩高為止**。

④呼氣後放鬆全身力量，放下兩隻手臂。

【要點】

此為提高操法1效果的輔助操法，一天做五次即可。

能清除肩胛骨的酸硬，做法簡單。

長年患氣喘的人體力較差，做此操法最合適。

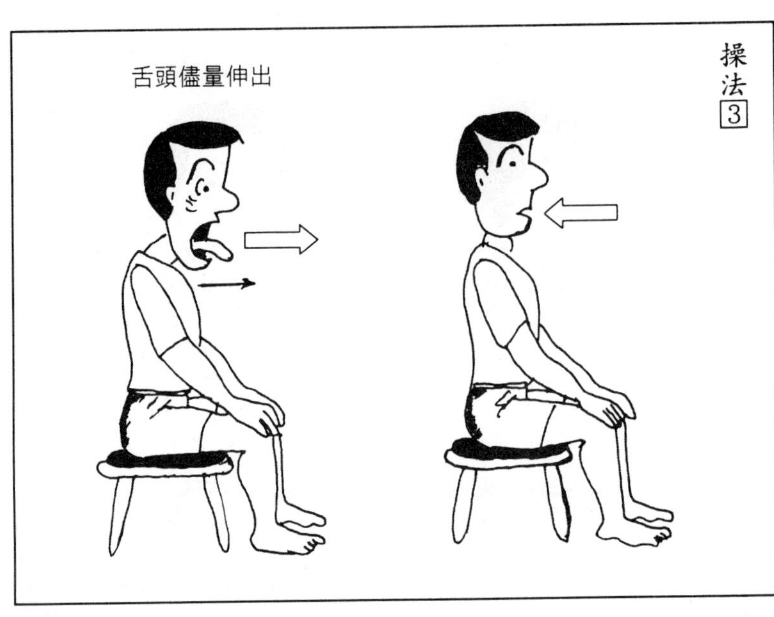

●操法——3

①兩膝稍開，坐於椅上。兩手肘放於膝部，背部伸直，深深吸口氣。

②顎部向前伸，眼睛大大地張開。

③一面呼氣，舌頭儘量伸出。此時全身力量用出至顫抖為止。

④呼氣後放鬆全身力量，恢復原來姿勢。

【要點】

重複做兩次。此法為增強支氣管黏膜，減輕過敏症的操法。與操法1配合來做。

肩酸、頸酸

肩酸或頸酸如果只是疼痛還算輕微，若是變腫，發熱、作嘔則嚴重了。所以，肩酸、頸酸也不可等閒視之。

頸部和肩部是神經或肌肉、血管等複雜組合之處。所以若是此處酸硬，就會衍生出各種症狀，讓醫生難以診斷。

肩酸或頸酸大都是運動不足所引起。長時間一直工作，沒有變換姿勢，伏案工作的人，最容易引起肩酸和頸酸。

在工商業忙碌的今天，運動時間實在很少。要怎麼辦呢？

要做日常生活中所做的活動，及與平常姿勢相反的活動。可說是不拘場所、時間，最簡便的方法。

特別是背部到肩、頸的肌肉要大大的運動，做與日常動作相反的操法，則有顯著的效果。

肌肉酸硬是因失去彈性、緊縮硬固的緣故。要治好的話必須使肌肉柔軟。

請參照下列操法來做！

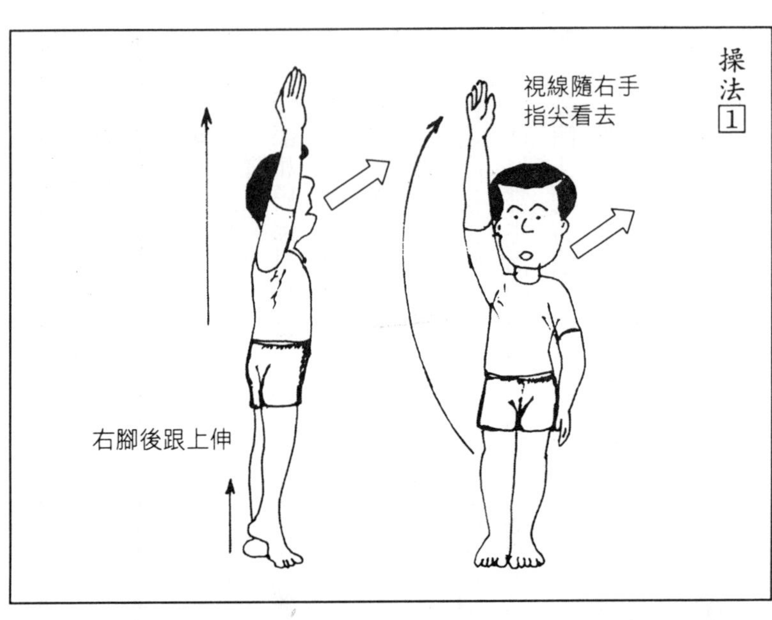

●操法——1

①背部伸直，腳尖靠攏站著。兩隻手臂至指尖伸直，靠著身體。

②深深的吸一口氣。

③**慢慢的呼氣**，右手臂伸到頭上。此時視線隨指尖移上，臉亦向上。

④再慢慢一邊呼氣，右腳跟上伸，**右手臂用力上舉**。

⑤呼氣後放鬆全身力量，右手臂落下。

⑥其次右手亦做同樣動作。

【要點】

左右交互各做兩次。

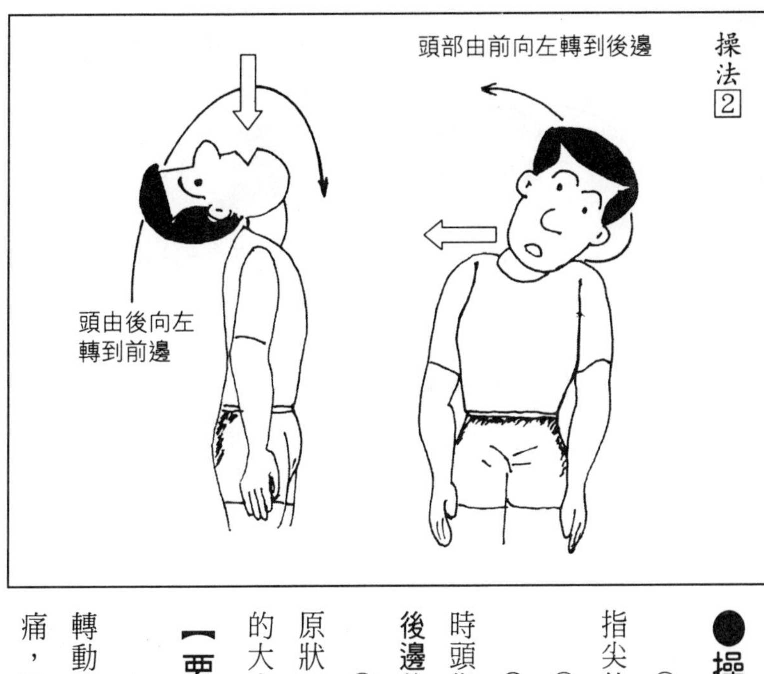

●操法——2

①背部伸直，腳尖併攏，兩手臂至指尖伸直，附於身體。

②深深的吸一口氣。

③一邊呼氣，頭部由左轉向後。此時頭像要附於肩似的大大回轉，**頭轉向後邊後，呼氣亦完畢**。

④一邊吸氣，頭由後向左轉，恢復原狀，臉朝正面，此時頭亦像附於肩似的大大轉動。

【要點】

左右交互各做兩次，連上半身一起轉動。若不一邊呼氣一邊轉動，背部會痛，要注意。

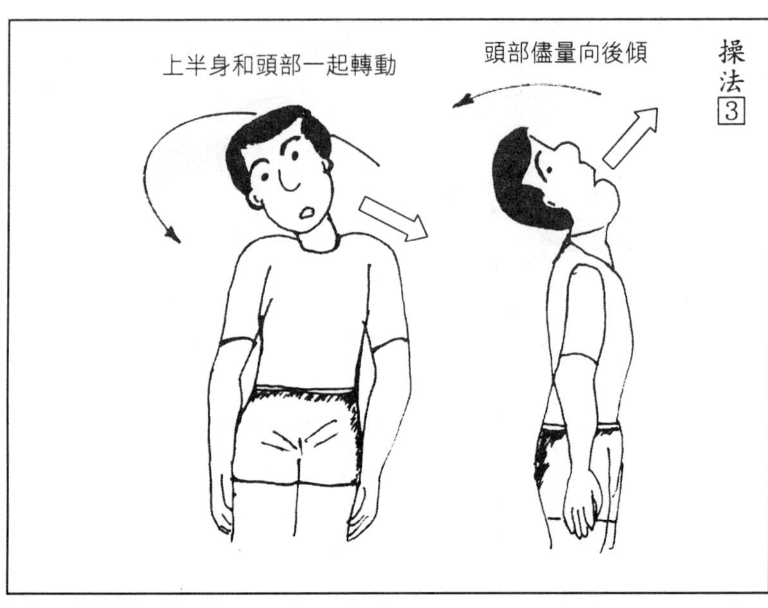

●操法——3

①伸直背部，腳尖靠攏站著，兩隻手臂至指尖為止伸直，附於身體。

②深深吸口氣。

③慢慢的一邊呼氣，**頭部向後面傾倒**。

④再一邊呼氣，**頭部由後由右轉向前**，臉朝正面。此時頭像附於右肩似的大大轉動頭部。當然要注意上半身，亦和頭部一起轉動。

⑤其次頭由後向左回轉，做一樣動作。

【要點】

左右交互各做三次。

五十肩、臂痛

五十肩和一般的肩酸疼痛不同，是手臂或肩的部分機能發生毛病的症狀。即是手臂即使能舉，但不能回轉到背部；或反之，手臂即使能轉向背後，但無法上舉。

像這樣引起偏向一方的機能障礙，或發麻疼痛。

這些症狀並非慢慢來，大都是某天早上起床時突發的症狀。人到了四、五十歲就會發生臂痛、肩酸毛病，也是老化現象的特徵之一。

為什麼會發生肩或手臂的機能障礙呢？

人體由副腎所分泌的荷爾蒙若不平衡時，血壓及腦壓就上升，結果容易引起腦充血。為了防止此危險現象，特意造成肩或手臂肌肉的硬固，以防止頭部血壓及腦壓的上升。

這可說是一種自我保護的現象，而引起機能障礙的就是五十肩。由此看來，治療五十肩就有引發腦溢血之虞，特別是頸部硬固的人較危險。

要治療五十肩必須強化腰及背部的肌肉，調整副腎機能及全身狀況，才是正確途徑。

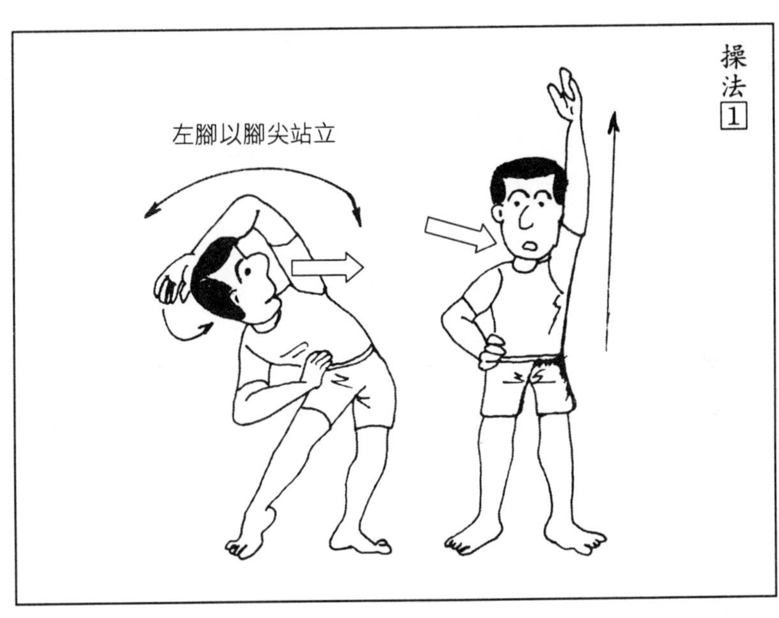

●操法——1

①兩腳張開與肩同寬，腳尖稍向外張開，右手插於腰部，左手按於左側頭部，深深吸口氣。

②**慢慢的由鼻呼氣，上半身慢慢向右傾，臉朝上**。此時重心移到左腳，右腳後跟抬高，以腳尖站立。臉所以要朝上，是為了不讓背部蜷縮。必須伸直背部，由腰折成二半似的來做。

③一面吸氣，上半身挺起，恢復原來的姿勢。

④向左亦做同樣動作，左右交互各做五次。

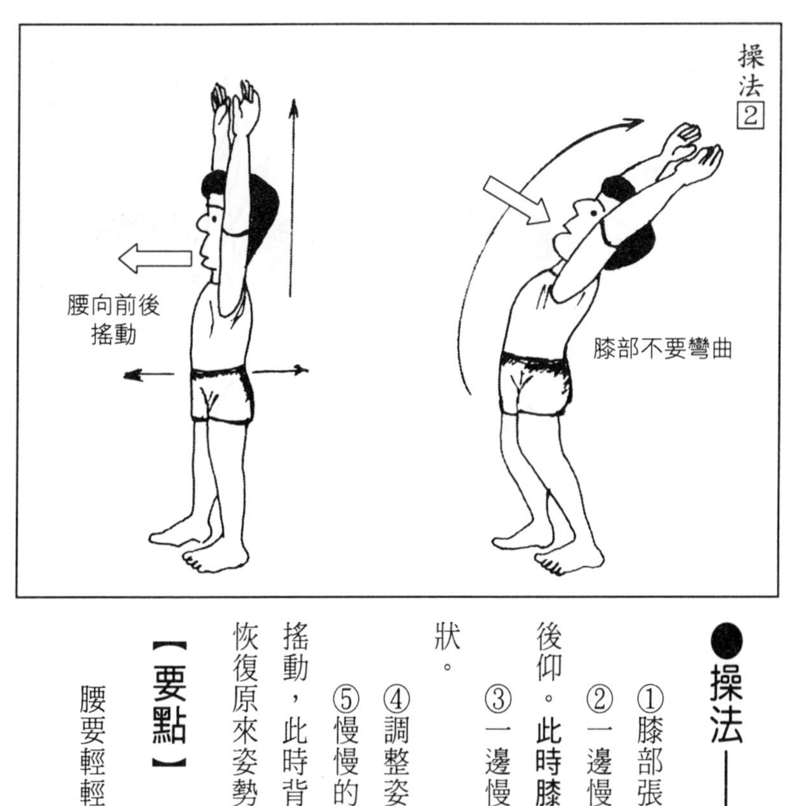

●操法——②

①膝部張開站立，兩手臂上伸。

②一邊慢慢的吸氣，一邊上半身向後仰。**此時膝部不要彎曲**。

③一邊慢慢的呼氣，上半身恢復原狀。

④調整姿勢，深深吸一口氣。

⑤慢慢的一邊呼氣，同時腰向前後搖動，此時背部要加以伸直，呼氣完後恢復原來姿勢。

【要點】

腰要輕輕搖動，反覆做五次。

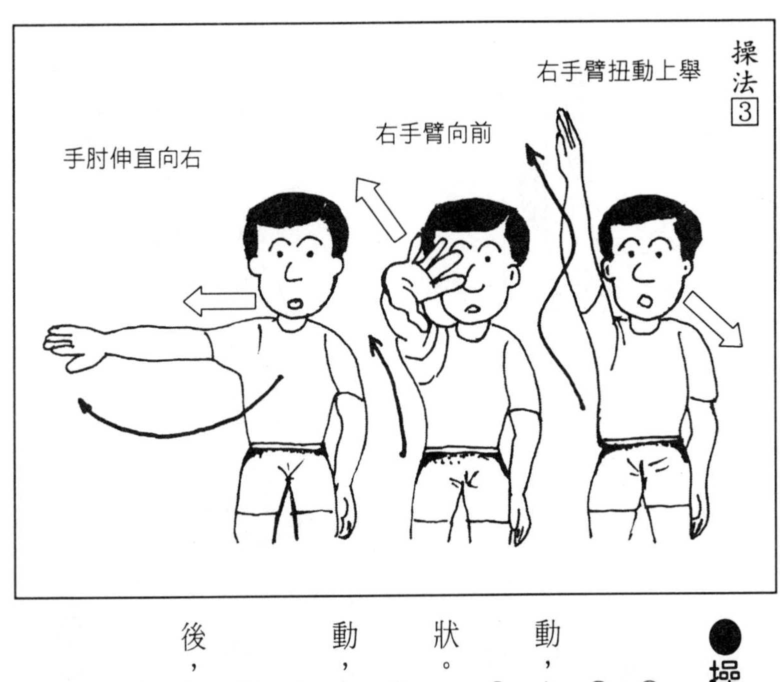

●操法——3

①兩腳比腰幅稍寬張開站著。

②一邊慢慢的呼氣，手掌向外側扭動，右手臂上伸。

③慢慢的一邊吸氣，手掌再恢復原狀。

④慢慢的一邊呼氣，手掌向外側扭動，右手臂向前伸。

⑤手臂向右轉動。

⑥手掌向上，手臂儘量伸展，呼氣後，放鬆全身力量，放下手臂。

左右交互各做三次。

手腱炎

患手腱炎，以打字員或以筆耕為職業的人較多。但現今因打網球或高爾夫等運動，而引發的也不少。都是手腕劇痛的症狀。手腕使用過度，而不能移動的韌帶發炎的現象。

要抑制急性的疼痛，可將手肘至手指尖伸入攝氏四二～四三度的熱水，至手部變紅為止。為了不使水溫下降，可隨時加熱水來做。

但要根本治療，可施行恢復韌帶彈力，增加手腕柔軟性的操法。

使硬固的肌肉變得柔軟，自然可治好疼痛。所以與其止痛，不如做增加彈性的操法更重要。這樣就提高了自然治癒的能力。

我們都知道日常所穿的衣服、鞋子若不保養，很快就壞了。同樣的道理，為什麼不知保養自己的身體呢？

不保養，當然身體會受損，像手腱炎等肌肉或韌帶的疼痛，都是不知保養身體所引起的。

充分的做下列的操法就可以根本治療。

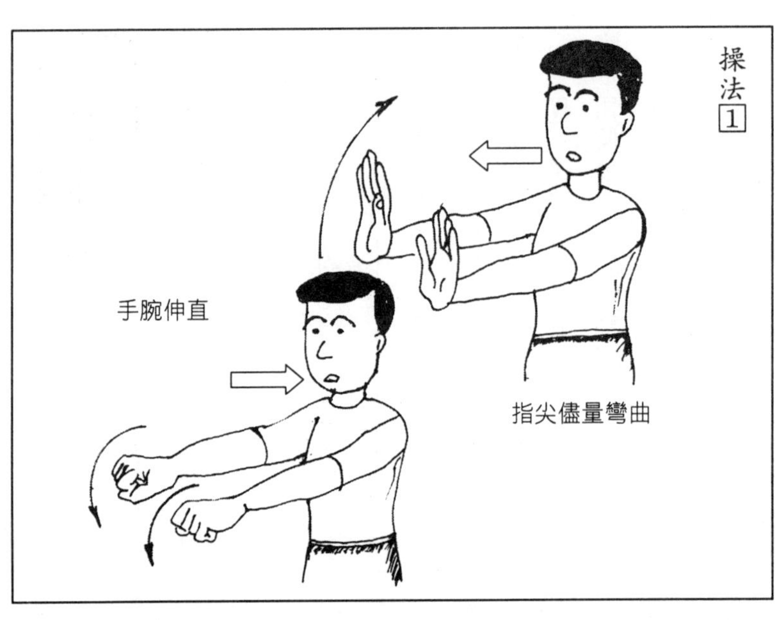

●操法——1

①調整姿勢。兩隻手臂前伸。手掌向下，指尖伸直。

②一面慢慢的呼氣，手掌由指尖開始彎曲。

③一邊慢慢的吸氣，用力慢慢地握緊手指作拳狀。注意手肘不可彎曲。

④張開握拳，由指尖至手頭伸直。

【要點】

反覆做五次。感到疼痛時要輕輕地做，不要過分勉強。

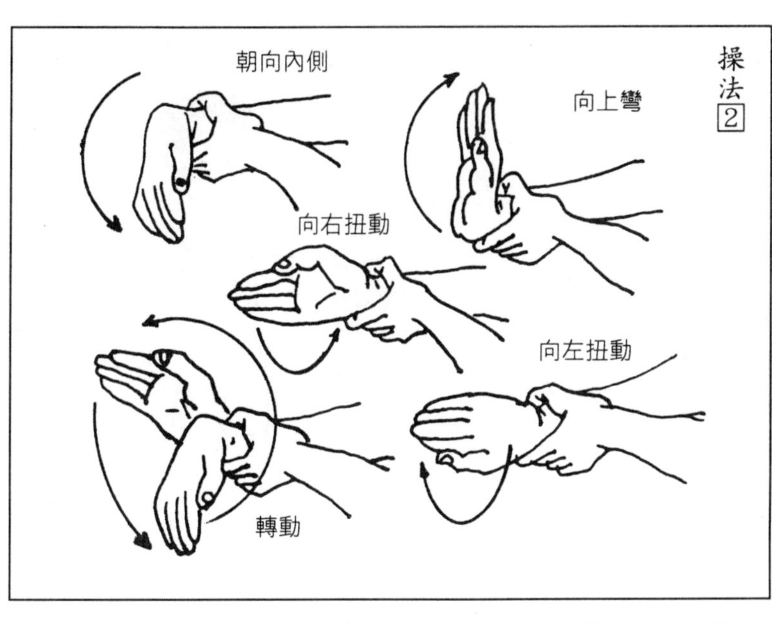

●操法——2

①右手向前伸，手掌向下，左手抓緊右手手腕。

②一邊慢慢呼氣，由指尖至手掌向上彎。

③吸口氣。

④一邊慢慢呼氣，同時手掌恢復水平狀，然後由指尖至手腕向下彎，其次向左右扭轉。

⑤慢慢吸氣。

⑥慢慢地呼氣，扭動手腕的關節。

【要點】

指尖要伸展，左右反覆來做。

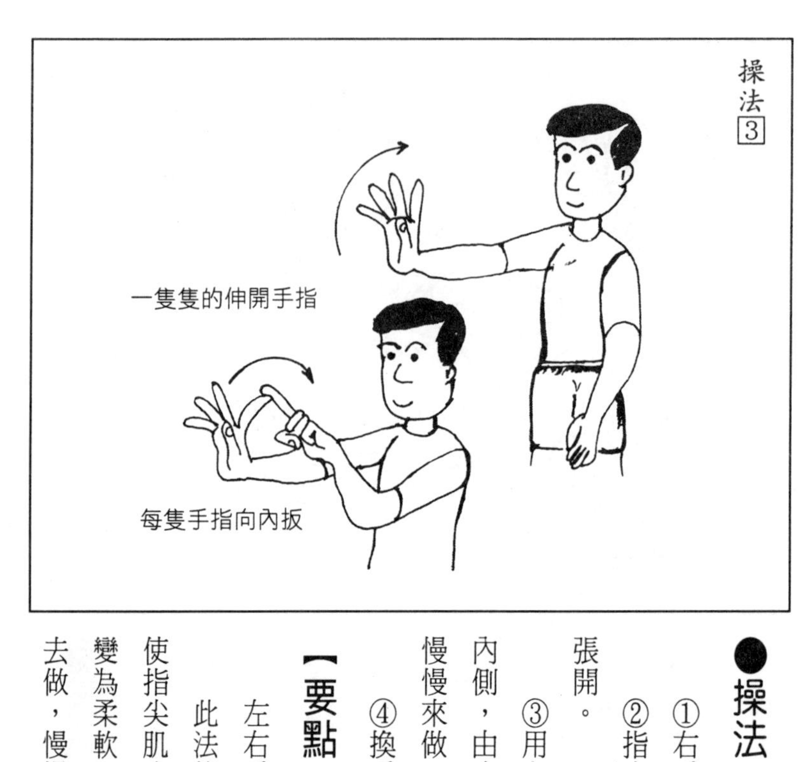

●操法——3

①右手臂向前伸。

②指尖向上，手掌朝向外側，手指張開。

③用左手將右手的手指一隻隻扳向內側，由小指開始。但**指尖不要彎曲**，慢慢來做。

④換手以同樣方法來做。

【要點】

左右手各做五次。

此法能提高指尖末梢神經的機能，使指尖肌肉至手腕關節，前腕部分放鬆變為柔軟。感到疼痛時，不要過分勉強去做，慢慢做即可。

胃痛、胃痙攣

胃痛、胃痙攣，在昔日皆謂與所吃的食物有關，但現今則認為由於神經或精神上所受的壓力所引起較多。

自律神經控制著胃液或消化酵素等的分泌，或消化食物的收縮運動。

胃痙攣是激烈胃痛的症狀。疼痛劇烈時，所有神經都集中到胃，而引起肌肉痙攣。因此，常發生胃痙攣的人就要注意了。

要治療胃痛或胃痙攣，必須消除精神緊張。若自律神經的緊張能緩和的話，就能過平穩舒適的生活。

請施行消除全身緊張，提高胃液或消化酵素，荷爾蒙分泌的操法，立即能治好胃痛或胃痙攣。

凡事放不開，過於處心積慮，內心一直不爽朗，神經質型的人，最容易引起胃痛或胃痙攣。

在此介紹的操法，配合呼吸慢慢來做，一定可治好的。

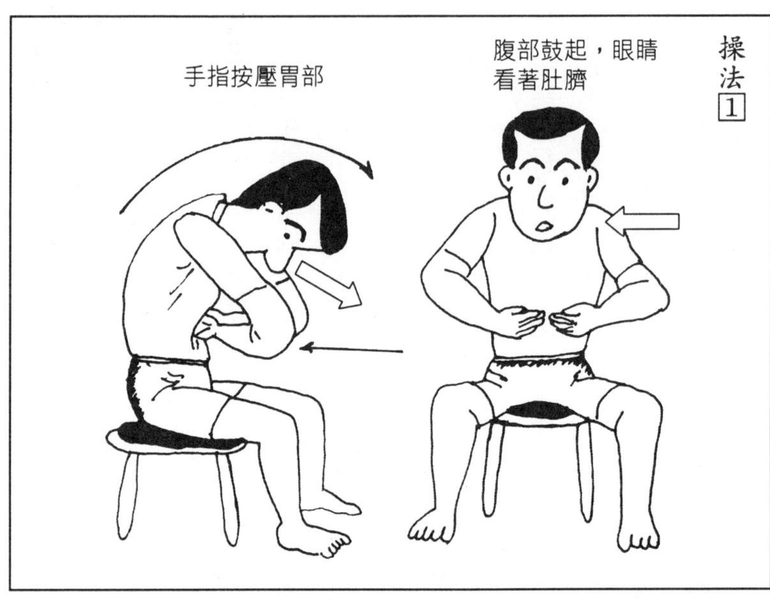

●操法——1

①背部伸直，兩腳比腰幅稍寬而坐著，兩手指尖按於胃部。

②一邊吸氣，腹部鼓起，頭稍向前傾，**眼睛看著肚臍**。

③慢慢的呼氣，**背部蜷曲著**。此時手指壓著胃部，腹部縮起。

④一邊吸氣，鼓起腹部，上半身挺起，此時不必伸展背部。

【要點】

慢慢來做，反覆做十次。

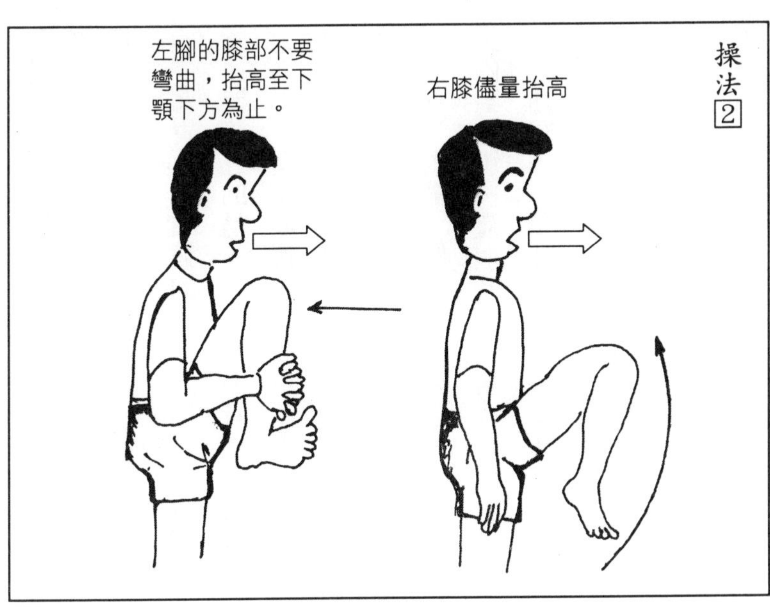

●操法——2

①兩腳靠攏站直。
②深深吸一口氣。
③慢慢的一邊呼氣，右膝舉起。
④用兩手抱於右膝。
⑤一面呼氣，將膝蓋抬高至胸部，此時左腳的膝部不要彎曲，上半身前屈沒關係。
⑥呼氣完了之後，放下右腳。
⑦左腳亦做同樣動作。

【要點】

左右交互各做十次，藉上半身蜷縮擴張胃，提高機能。

胃下垂

為胃下垂煩惱的人，大都是以瘦削虛弱體質的人較多。症狀是胃重、站起來頭暈。要注意的是，並沒有治胃下垂的特效藥或治療法。

胃下垂並非疾病，而是體質使然。若能改善體質，就可根治胃下垂。

人的身體，內臟必須一直保持在正確的位置，使內臟擺置於正確位置的作用稱為舉上作用。舉上作用變弱時，就會胃下垂。

胃等內臟，像被一個袋子所包著，而垂於背骨的東西。背骨彎曲或下垂於背骨至內臟的肌肉變弱時，就變成胃下垂。

所以，做矯正背骨彎曲或歪斜，以及使背骨周圍肌肉柔軟的操法，就可治好胃下垂。養成正確姿勢，不知不覺中就可治好的。

胃下垂若能治好，胃部機能就會提高。體力、氣力也增加，身體變得強健。

身體瘦弱的人，一定要試做看看。此操法不但治療胃下垂，對於改善體質更具功效。

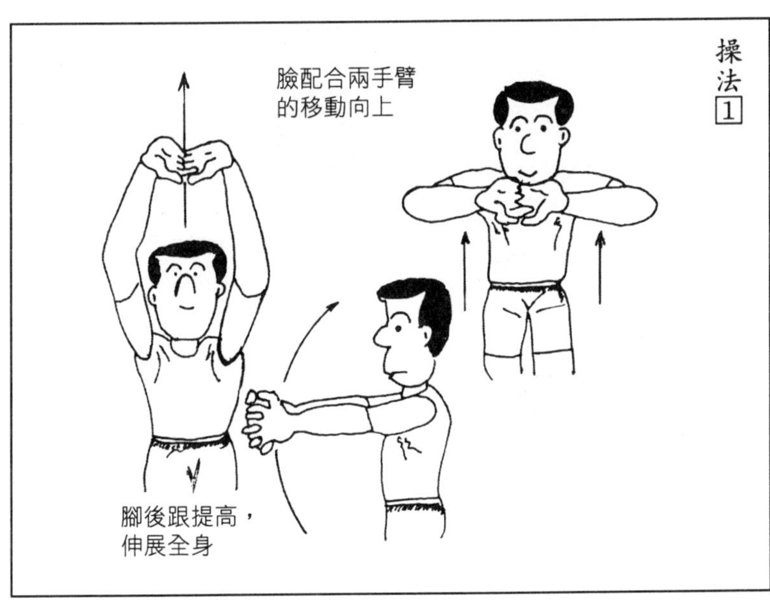

●操法——1

①兩腳併攏站立，背部伸直。

②兩手重疊，手掌向上。

③一面慢慢的吸氣，兩手掌舉到顎部下方為止。**此時腹部收縮，內臟向上提升**。

④一面慢慢的呼氣，兩隻手臂向下伸。

⑤兩隻手仍然重疊，手臂由前向上轉，配合此時兩隻手臂的移動，臉也要向上。

⑥兩手手掌朝向外側，腳後跟稍提高，手臂向上舉，背部伸直。

⑦一邊慢慢的吸氣，放下腳後跟，

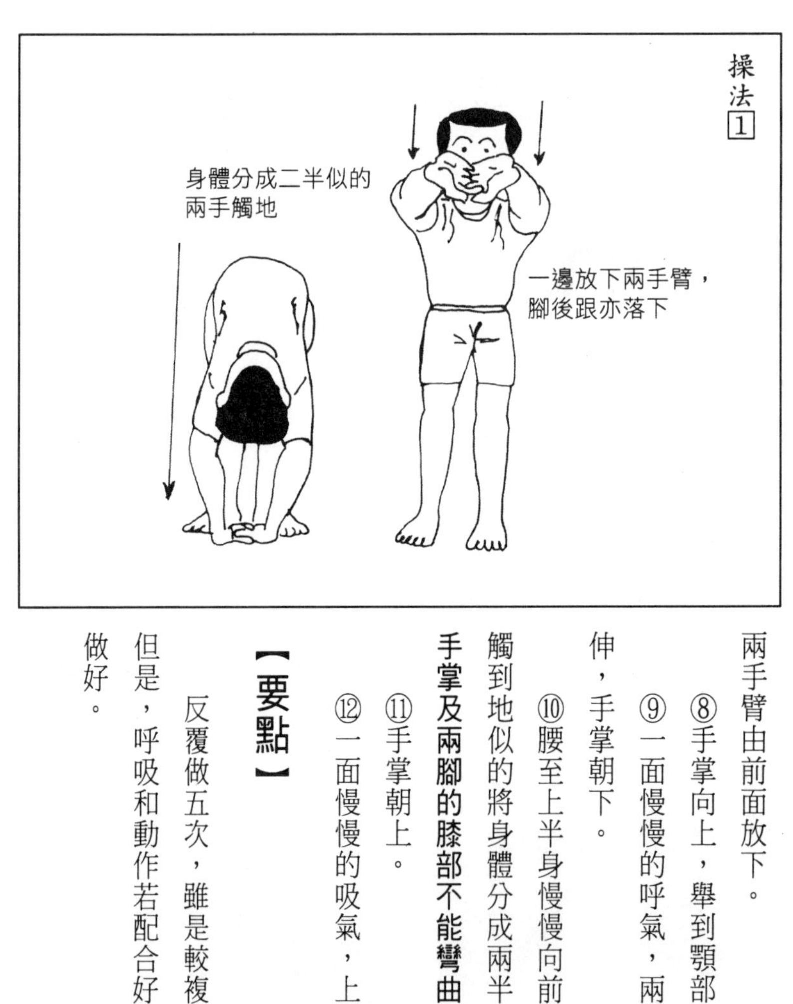

兩手臂由前面放下。

⑧手掌向上，舉到顎部下方為止。

⑨一面慢慢的呼氣，兩隻手臂向下伸，手掌朝下。

⑩腰至上半身慢慢向前彎曲，手掌觸到地似的將身體分成兩半。**此時兩手手掌及兩腳的膝部不能彎曲**。

⑪手掌朝上。

⑫一面慢慢的吸氣，上半身挺起。

【要點】

反覆做五次，雖是較複雜的操法，但是，呼吸和動作若配合好，就能順利做好。

胃潰瘍

慢性病患者中較多的病症是胃潰瘍。

胃潰瘍是因含於胃液的胃蛋白酶，不知什麼原因溶化胃壁所造成的。是胃蛋白酶作用過分強烈，抑是與其他成分不平衡而溶解，還是胃壁具有易溶化的性質，原因尚未清楚。

但大都是控制胃液或消化酵素分泌、胃部收縮運動的神經發生異常所引起的現象，若是我們焦躁不安或精神上壓力過重，比較容易罹患胃潰瘍。

所以，要治療胃潰瘍，必須先消除精神上的壓力、緊張。做充分流汗的運動，或碰到做不喜歡的工作時，要靈活地轉變頭腦，變換氣氛，這是很重要的。

罹患胃潰瘍時，肩胛骨周圍一定會酸硬、疼痛。造成酸硬的原因，是胸椎的第五、六、七神經，即控制胃的神經受到壓迫，而造成胃潰瘍。

因此，要治胃潰瘍，就必須放鬆心情，同時做消除肩胛骨兩側酸硬的操法，效果才能顯現。胃液或荷爾蒙能平衡的分泌，胃潰瘍就能治好。

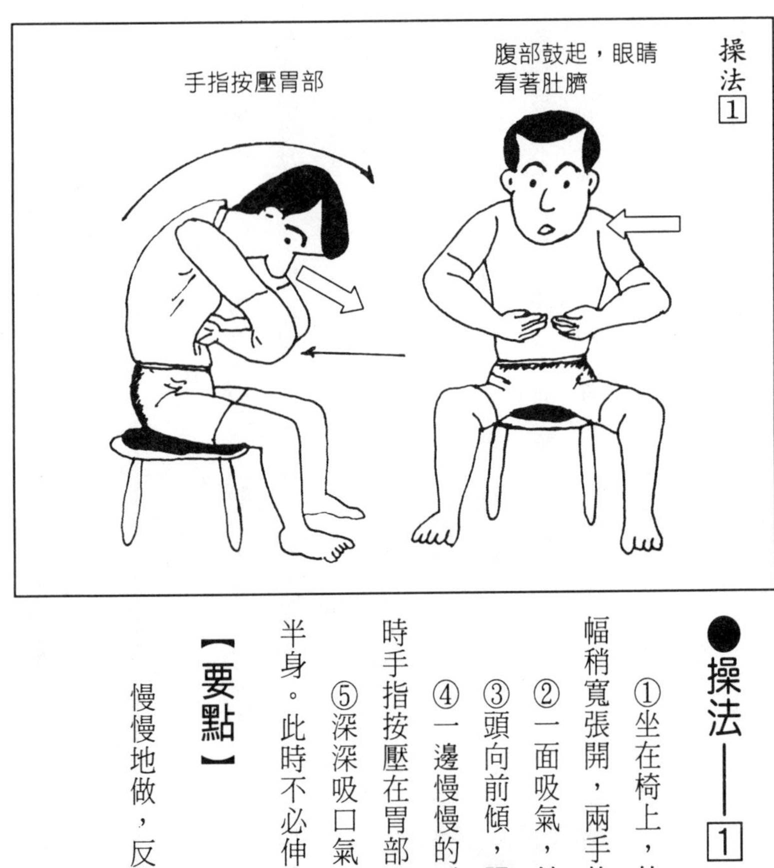

●操法——1

①坐在椅上，伸直背肌，兩腳比腰幅稍寬張開，兩手的指尖按於胃部。

②一面吸氣，鼓起腹部。

③頭向前傾，**眼睛看著肚臍**。

④一邊慢慢的呼氣，**背部蜷縮**。此時手指按壓在胃部，腹部收縮。

⑤深深吸口氣，鼓起腹部，挺起上半身。此時不必伸展背部。

【要點】

慢慢地做，反覆做十次。

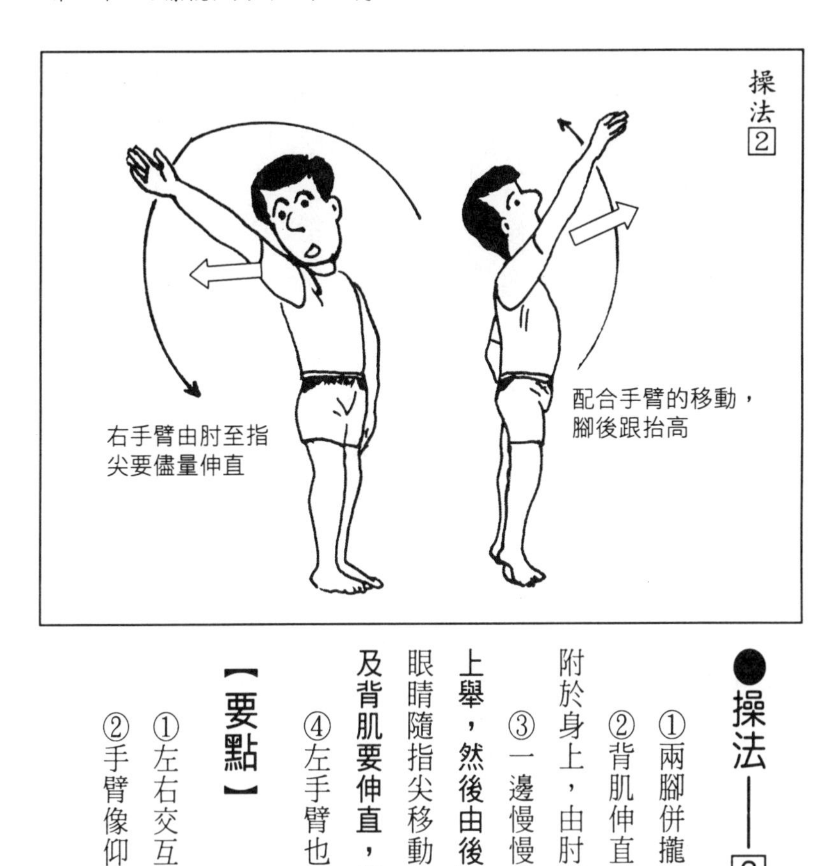

●操法——2

①兩腳併攏站著。

②背肌伸直，深深吸口氣，兩手臂附於身上，由肘至指尖伸直。

③一邊慢慢的呼氣，**右手臂由前面上舉，然後由後再大大地向體側轉動，**眼睛隨指尖移動，扭動上身。**此時膝部及背肌要伸直，指尖要儘量伸直。**

④左手臂也以同樣動作來做。

【要點】

①左右交互各反覆做五次。

②手臂像仰泳一樣的移動。

十二指腸潰瘍

和胃潰瘍一樣，十二指腸潰瘍也是精神壓力導致自律神經異常所引起。做深呼吸法來安定精神，及做出汗的運動即可。特別是從腰至下半身的運動，能提高十二指腸的機能。

胃潰瘍是胖的人和瘦的人都會罹患。但十二指腸潰瘍則幾乎都是瘦的患者。而胃潰瘍是神經過敏體質的人容易罹患，十二指腸潰瘍，則精神壓力積累過多的話，任何人都會罹患。

故身體瘦削的人都要注意。十二指腸潰瘍雖和胃潰瘍一樣是消化器官的疾病。胃潰瘍的吐血是指從口中吐血出來，而十二指腸潰瘍則是血混於大便中。痔則是出鮮血，所以，應該不會辨認錯誤才對。

有位汽車推銷員，升課長不久就罹患十二指腸潰瘍。雖住院手術過，但不久又發作。他施行深呼吸的操法，及以腰部下半身為主的操法，短期內就治好他的病。每天做下列的操法能使身體變好。

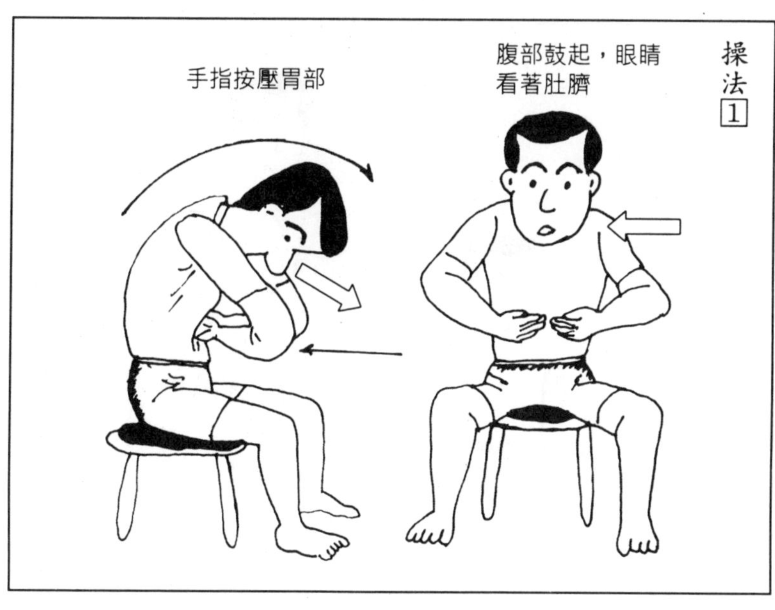

●操法——1

①坐在椅上，背肌伸直，兩腳比腰幅稍寬張開，兩手的指尖按於胃部。

②一邊吸氣，鼓起腹部。

③頭向前傾，**眼看肚臍**。

④一面慢慢的呼氣，**背部蜷縮**。此時手指按壓胃部，腹部收縮。

⑤一邊吸氣，腹部鼓起，挺起上半身。此時不必伸展背肌。

【要點】

慢慢地做，反覆做十次。

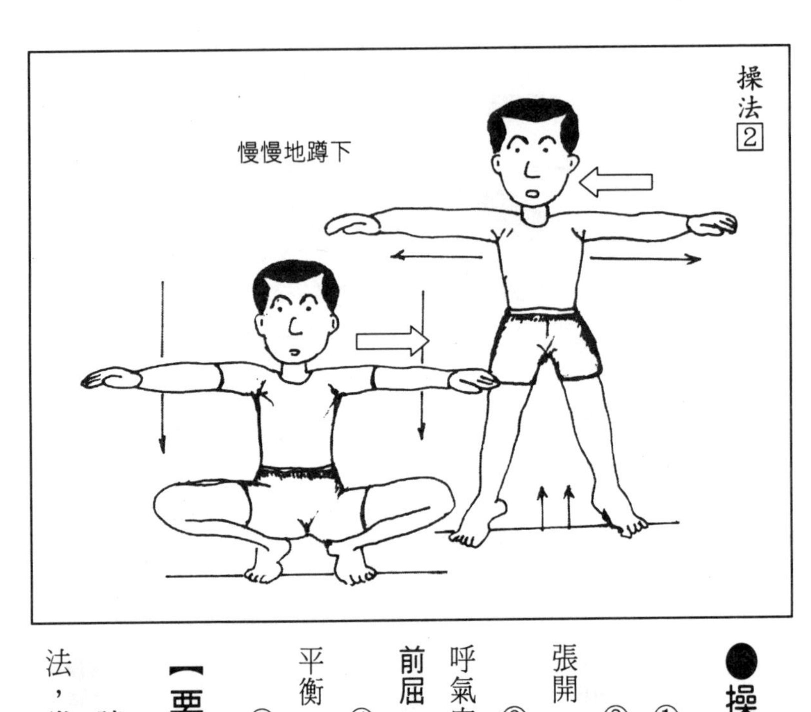

●操法——2

①兩腳張開站著。

②慢慢的一邊吸氣，兩隻手臂橫的張開。抬起腳後跟，背肌伸直。

③慢慢的呼氣，膝部彎曲，蹲下。呼氣完後，臀部恰好觸於腳後跟。**不要前屈，背肌伸直**。

④一面慢慢的吸氣，同時不要失去平衡，抬腰。

⑤站起來後，放下腳後跟。

【要點】

請反覆做五次，此為安定精神的操法，當然對於強健下半身亦有所助益。

肝炎

肝又被稱為「偉大的化學工廠」。因為在消化器官所被吸收的營養，均在此經過化學處理，溶於血液中，將營養輸送全身。也是極健固的內臟器官，不管如何過度使用，很少有損壞的。

但此器官若發生毛病時就很麻煩。變成肝炎時，肝臟變硬，西醫認為若有變硬症狀時，則很難復原。

的確，肝炎若放任不管，會由慢性肝炎變成肝硬化，肝臟完全硬固。所以，不能等閒視之。

而肝臟也是肌肉的一部分，因肝炎而導致肝臟硬化，是因肌肉萎縮的緣故。萎縮的肌肉若多活動，就能使之變為柔軟。因此，建議罹患肝炎的人，多做活動中腹部肝臟，及右肋骨下方的操法。

有位在某纖維公司做事的先生罹患肝炎，經指導治療一年後已完全好了。

「肝病看眼部即知」，以前這位先生眼部一直充滿血絲，現在已像小孩樣的澄清了。

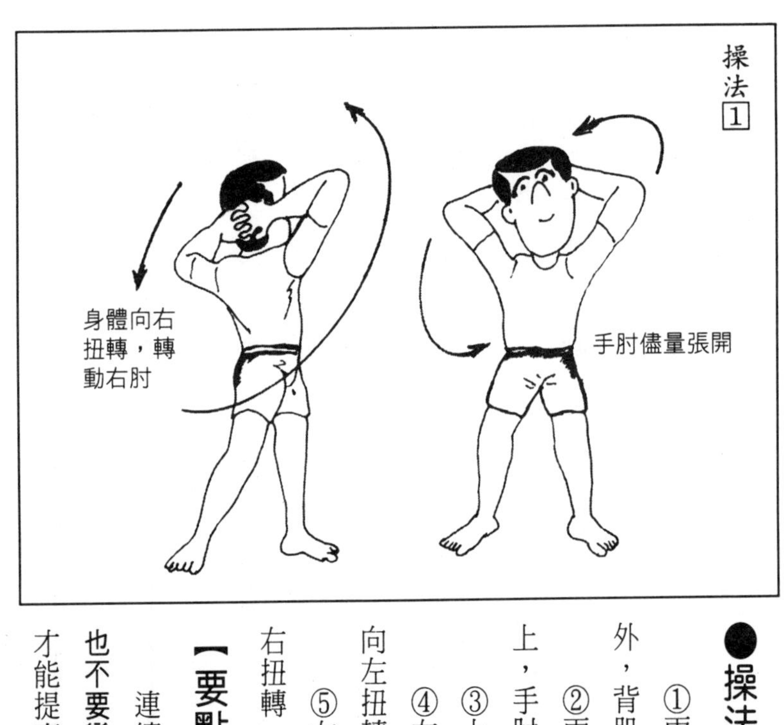

●操法——1

①兩腳比肩稍寬的站立著，腳尖向外，背肌伸直。

②兩手交疊於頭部後邊，臉稍微向上，手肘儘量張開。

③上半身向右扭轉。

④右手肘由後方轉向前方，上半身向左扭轉。

⑤左肘由後邊轉向前方，上半身向右扭轉。

【要點】

連續做五次，手肘不要彎曲，背部也不要彎曲。兩手肘由後大大地伸展，才能提高效果。

操法 2

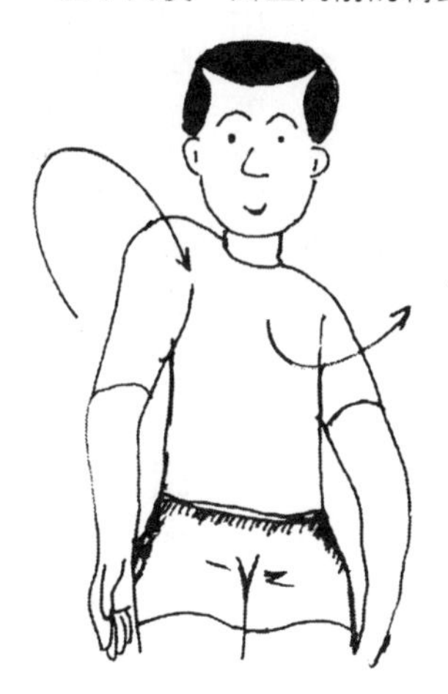

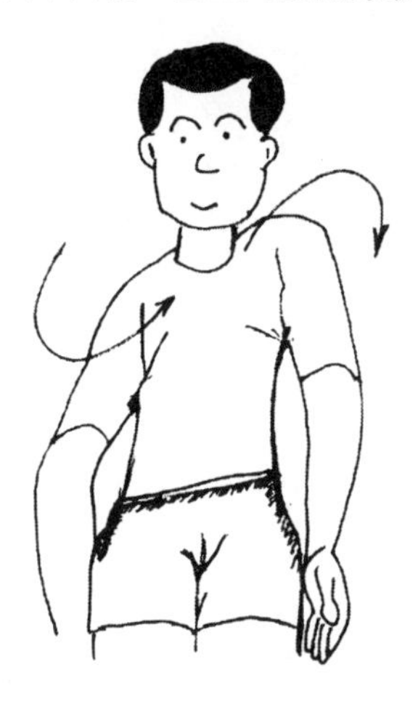

●操法——2

①兩腳比肩稍寬張開站著，此時腳尖朝外側，背肌伸直。

②兩手臂放鬆，力量朝下。

③上半身彎曲似的兩肩交互，由下向前，由上向後各扭轉五次。

④其次上半身像彎曲似的兩肩交互由下向上，由上向前，扭動五次。

【要點】

像搖動右肋骨下方似地來扭動上半身，此點很重要。

兩肩要大大地轉動。

腎臟炎

腎臟是位在身體腰後的臟器。與肝臟一樣，同是人體重要的器官。中醫謂「萬病皆由肝腎來」。

其機能以處理廢物為主。過濾體內流動的血液，去除身體不必要的廢物，與尿一起排出。或是調整平衡體內的水份。

因此，罹患腎炎時血壓或血液循環會異常，臉或腹、腳會發腫，身體倦怠。不僅如此，還會一直持續發燒，小便變濁呈茶褐色。

姿勢或體型也發生變化，腳腕變大，腰變硬固，下半身變得沉重。此時已是慢性腎臟炎的徵兆了。

要治療腎炎，必須使腰腿柔軟，特別是做集中腰的背骨兩側附近的神經操法最合適。能使硬固的腎臟給予彈力，腎臟炎一定可治好。

腎臟炎與肝炎一樣都是長期疾病。但是，柔軟腰腿，自然能健固腎臟，腎炎也就不會發生。

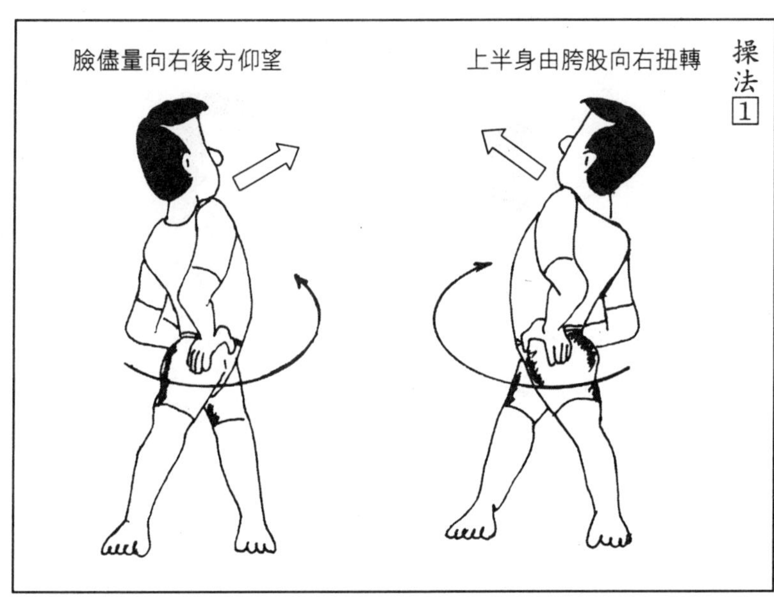

●操法—1

①兩腳大大地張開站著，大拇指放於側腹，其他四指放於腰後，兩手貼於腰部。

②背肌伸直，深深的呼口氣。

③慢慢的一邊呼氣，腰及上半身由胯股向右扭轉。**此時臉配合上半身的扭動，儘量向右後方仰著。**

④吸口氣。

⑤慢慢的一邊呼氣，上半身恢復原來姿勢。

⑥一邊繼續呼氣，腰及上半身由胯股向左扭轉，與向右扭轉做同樣動作。

左右交互各反覆做四次。

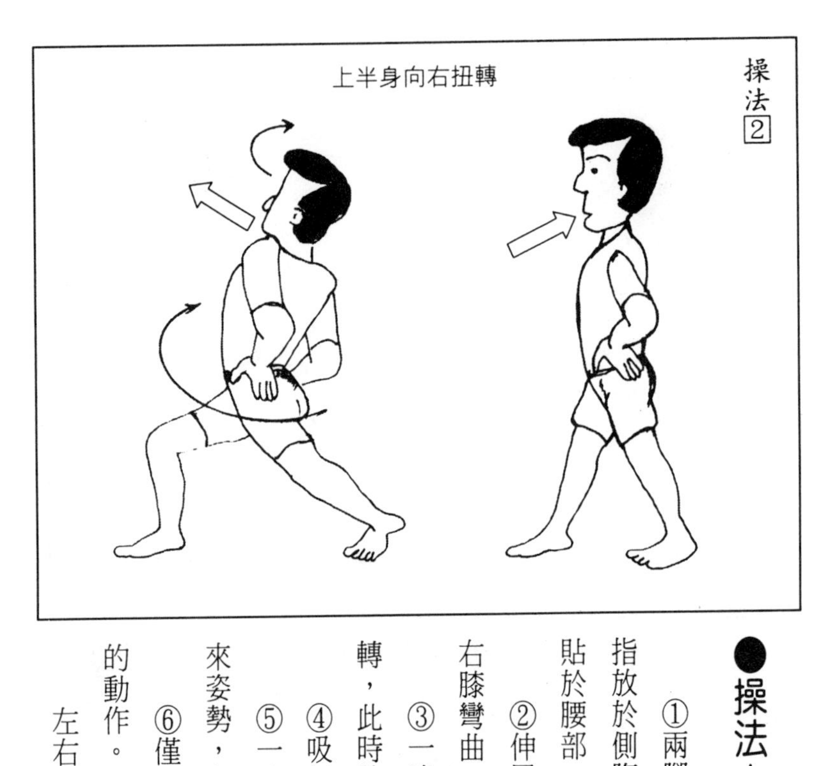

●操法——2

①兩腳大大地前後張開站著。大拇指放於側腹，其他四指放於腰後，兩手貼於腰部。

②伸展背肌，深深一邊吸口氣，僅右膝彎曲，左膝仍伸直。

③一邊慢慢的呼氣，上半身向右扭轉，此時臉儘量向右後方看。

④吸氣。

⑤一邊慢慢的呼氣，上半身恢復原來姿勢，右膝伸直。

⑥僅左膝彎曲，反覆做③、④、⑤的動作。

左右交互反覆做四次。

膀胱炎

膀胱炎是泌尿器官中常見的疾病，症狀首先是常跑廁所，排尿後仍有尿殘餘在內的不舒服感。

或是排尿時疼痛，尿濁，症狀嚴重時出現血尿。

我們的膀胱通常有五百ＣＣ的容量，膀胱像裹在平滑肌裏的汽球一樣。尿蓄積在膀胱內至某種程度時，刺激會傳到腦部引起尿意，結果平滑肌收縮而排尿。

膀胱炎即平滑肌喪失彈力而引起的。平滑肌的彈力失去時，膀胱呈一直有著殘尿的狀態，由尿道侵入的細菌容易繁殖，而引起了膀胱炎。

因此，要治療膀胱炎，必須做恢復膀胱平滑肌彈性的操法；做讓下腹部的肌肉緊張、伸縮的操法，一星期內就可治好膀胱炎。

和男性相比，女性尿道較短，細菌容易侵入，所以，容易罹患膀胱炎。此種操法不需太用力，女性亦能做。

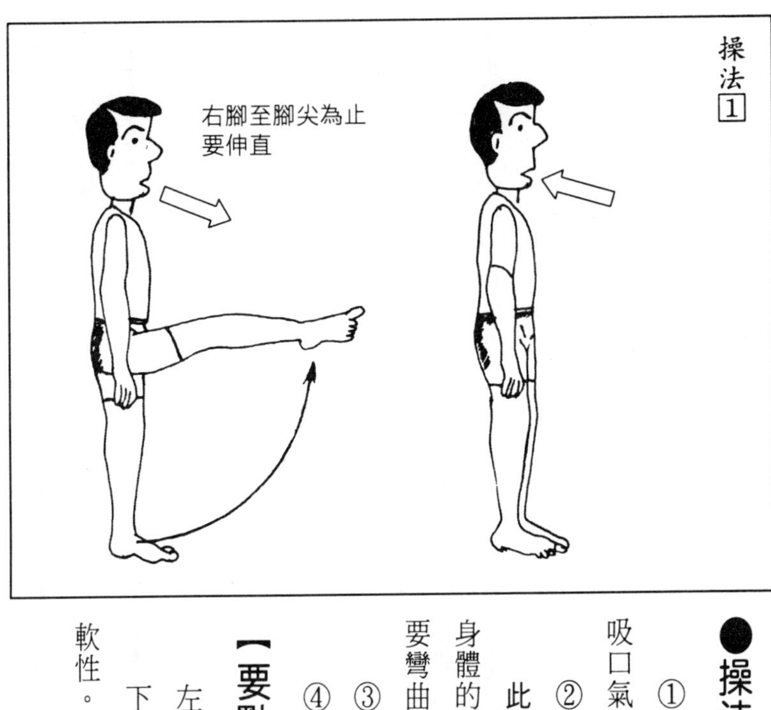

●操法——1

①兩腳併攏站著，背肌伸直，深深吸口氣。

②一邊慢慢呼氣，右腳向前舉起。**此時右腳從膝至腳尖要伸直**，支持身體的左腳膝部彎曲也沒關係，背部不要彎曲。

③呼氣後右腳放下，恢復原來姿勢。

④左腳做同樣動作。

【要點】

左右交互各做五次。

下腹部用力的話，能提高腎臟的柔軟性。

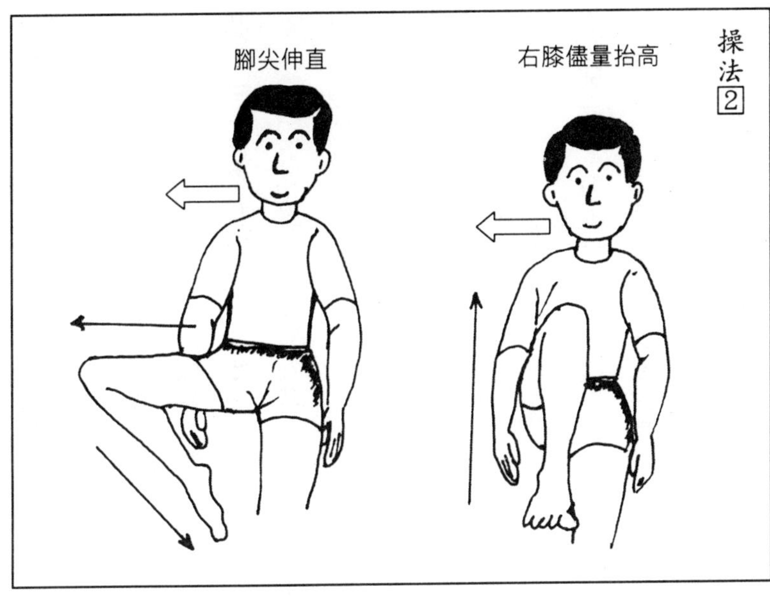

●操法——2

①兩腳併攏，背肌伸直，深深吸口氣。

②一邊慢慢的呼氣，而右膝儘量抬高，觸於胸部，**此時腳掌至腳趾尖要伸直**。

③深深的吸一口氣。

④慢慢的一邊呼氣，抬起的右腳橫伸。此時右膝不要放下，左腳的膝部伸直。

⑤呼完氣後，放下右腳，恢復原來姿勢。

左右交互各做二次，身體搖晃時，可抓著桌子來做。

膽結石

膽結石又稱疝痛，由腹部的絞痛開始，其次發熱，出現黃疸。有這三種特徵的話，一定是患有膽結石，要多加注意了。

膽結石為膽汁硬固變石狀，膽管、膽囊管、總膽管阻塞。腹部劇烈絞痛。是很難受的疾病。

原因是身體歪曲，致使膽石無法順利排出。患有膽結石的人，右肩斜下、左肩斜上、身體橫的歪斜。

若能做治療身體歪斜，伸展右側腹的膽部位操法，膽結石就能簡單的治好。

有位公司的董事，因難耐疼痛，要求治療。他已服用過許多溶化膽石的藥，但都治不好。他施行治療身體歪斜的操法，僅兩天膽石就排出了。

要治療膽結石，最重要的就是由身體根本的治療。即使用藥能一時溶化，但僅是暫時性的治療而已。

若能矯正身體的歪曲，調整膽囊的機能，就不會再發生膽結石的疼痛了。

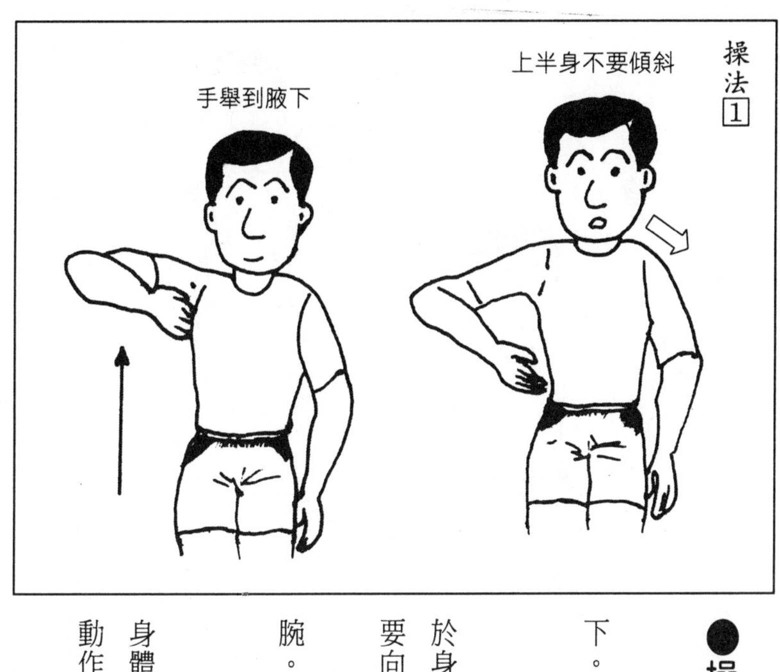

●操法——1

①兩腳靠攏站著。兩隻手臂自然放下。

②背肌伸直，深深的吸一口氣。

③一邊慢慢的呼氣，右手的指尖觸於身體一側舉到腋下。但是，上半身不要向左傾斜。

④呼氣後放鬆全身力氣，放下右手腕。

⑤吸氣。

⑥一面慢慢的呼氣，左手指尖觸於身體一側，舉到腋下，做和右手同樣的動作。

左右交互各做五次。

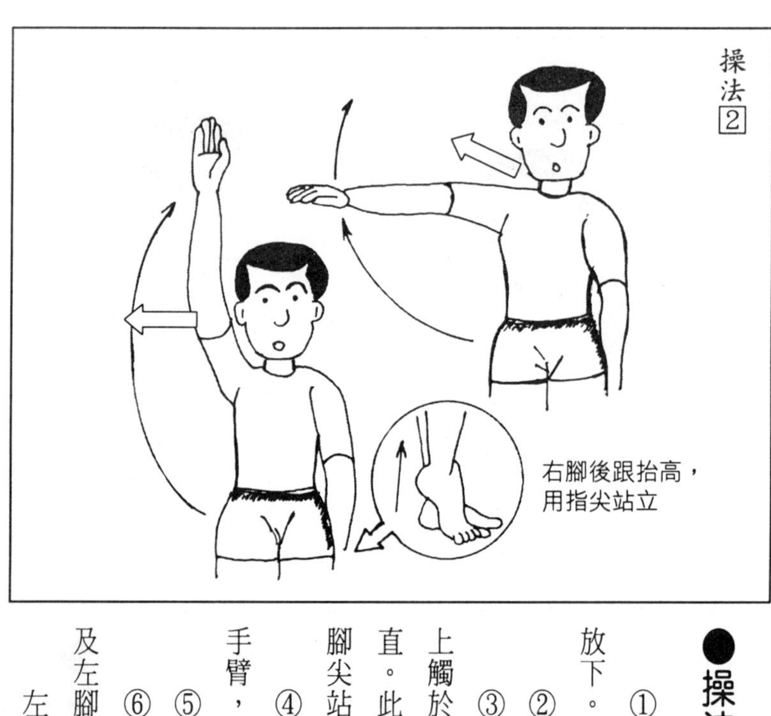

●操法——2

①兩腳靠攏站著，兩隻手臂自然地放下。

②背肌伸直，深深的吸一口氣。

③一邊慢慢的呼氣，右手臂橫轉向上觸於耳。右手臂的手肘至指尖都要伸直。此時配合移動，右腳跟慢慢抬高，腳尖站立。

④呼氣後，放鬆全身力量，放下右手臂，右腳跟觸於地。

⑤吸氣。

⑥一邊慢慢的呼氣，此次用左手臂及左腳後跟做同樣動作。

左右交互各做五次。

操法3

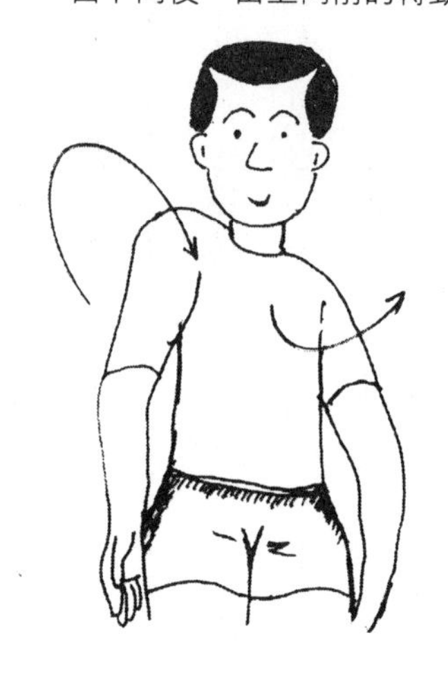

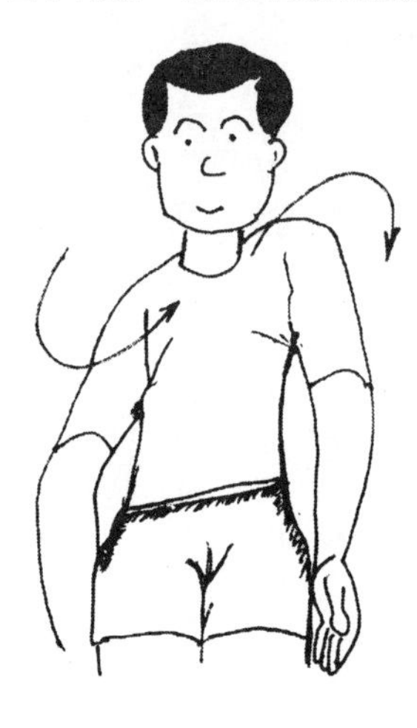

●操法——3

①兩腳比肩稍寬地站立，腳尖朝向外側，背肌伸直，兩隻手臂力量放鬆朝下。

②上半身像扭轉似的，兩肩交互由下向前，由上向後轉動五次。

③其次上半身像扭轉似的，兩肩交互由下向後，由上向前，相反地轉動五次。

【要點】

像搖動右肋骨下方似地來轉動上半身，此點很重要。兩肩要大大地轉動。效果更好。

腎結石

腎結石是磷酸石灰、硝酸石灰等成分於腎臟內結成石。其阻塞於尿管則稱為尿管結石。若落下於膀胱則稱為膀胱結石。

石子的形狀大小不定。由腰至側腹、下腹部會劇烈疼痛。劇痛時，臉色會變蒼白，流冷汗，脈搏跳動增快。有時會想嘔吐或有發燒現象。尿呈血尿，即使肉眼看不清，用顯微鏡即可看出紅血球變多。

人的腎臟如拳頭般大小，位於腰的後面，兩個相對而立。腎結石和膽結石，同樣是身體歪斜造成，腰扭歪為主要原因。因此，腰歪曲的人容易患腎結石。

要治療腎結石，可做治療腰的歪斜，端正姿勢的操法。若能矯正腰的歪斜，自然能提高腎機能，石子也就能排出。

要判斷身體歪斜是否已治好，請看鞋跟。若僅部分磨損，則是歪斜已治好。

不要像西醫一樣動手術取出石子。做此操法石子一定能由尿排出。

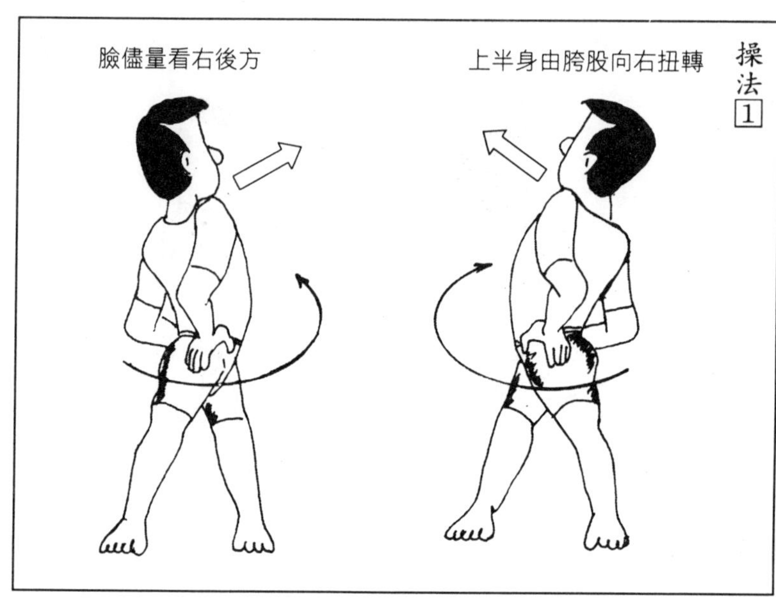

●操法——1

①兩腳大大地張開站著，兩手的大拇指放於前側腹，其他四指按於腰部。

②背部伸直，深深的吸口氣。

③一面慢慢的呼氣，腰及上半身向右彎曲。**此時臉配合上半身的扭動，儘量向右後方看**。

④吸氣。

⑤一面慢慢的呼氣，上半身恢復原來姿勢。

⑥一面繼續慢慢的呼氣，向左方做同樣動作。

注意膝部不要彎曲。左右交互各做四次。

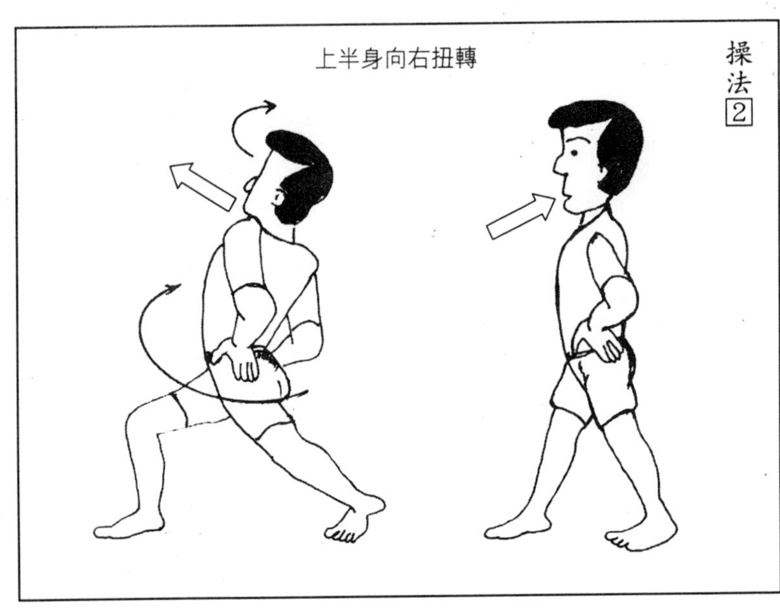

●操法—2

①兩腳大大地前後張開站立。大拇指放於前側腹，其他四指按於腰後，深深的吸口氣。

②背肌伸直，僅右膝彎曲，左膝仍伸直。

③一面慢慢的呼氣，上半身向右扭轉。此時臉儘量看右後方。

④吸氣。

⑤一面慢慢的呼氣，上半身恢復原來姿勢，右膝伸直。

⑥以相反方向做同樣動作。

左右交互各反覆做四次。

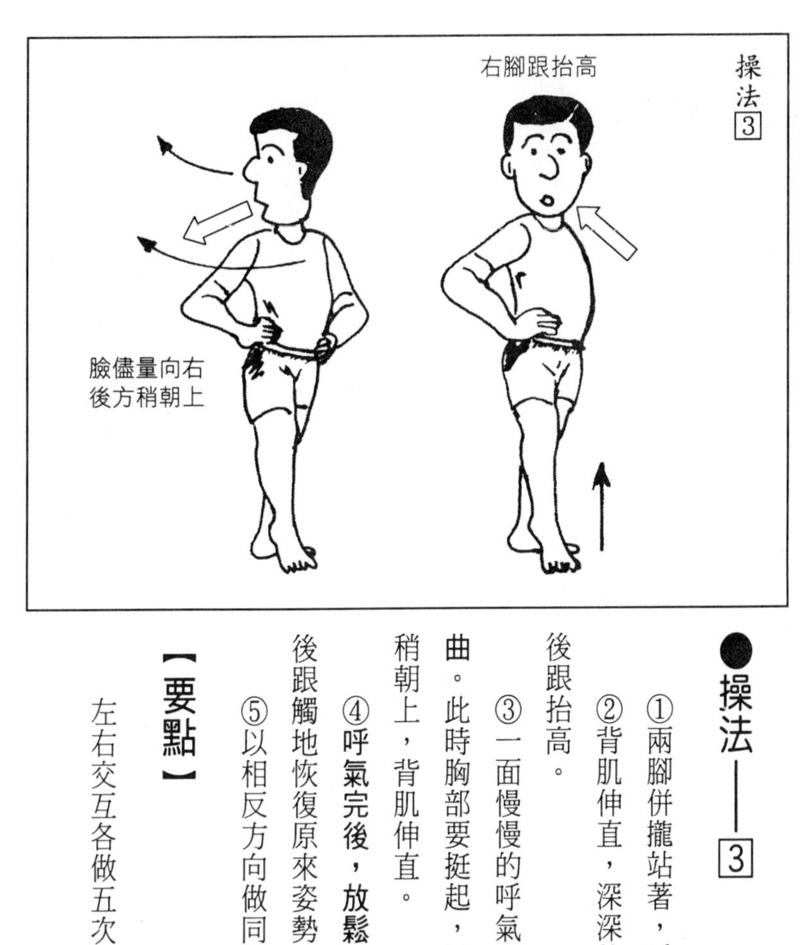

●操法——3

①兩腳併攏站著，手放於腰部。

②背肌伸直，深深的吸口氣。右腳後跟抬高。

③一面慢慢的呼氣，**上半身向右彎曲**。此時胸部要挺起，臉儘量向右後方稍朝上，背肌伸直。

④**呼氣完後，放鬆全身力量**，右腳後跟觸地恢復原來姿勢。

⑤以相反方向做同樣的姿勢。

【要點】

左右交互各做五次。

腰痛、腰閃病

因運動不足，身體變得僵硬而引起腰痛的人很多。由於通常不常拿重的東西而引起腰疼痛，大都是運動不足所引起的。

提重的東西，突然改變姿勢而引起腰痛時，則稱閃腰病。此為運動不足而導致腰的硬固。

所謂腰硬固是指在脊柱的每個椎骨間的軟骨，即椎間板失去彈性。雖說椎間板從二十歲開始就漸失彈性，但若常做腰部柔軟體操或運動，則保持不會失去彈性。

因此，腰痛或腰閃病的人要充分活動腰部，做使椎間板恢復彈性的操法，就能使硬綳綳的腰部肌肉變為柔軟，自然椎間板也恢復了彈性。

腰痛的人很多都是在性格上非常頑固的人。那是因為腰部弱，不能到處走走看看，所以不能廣泛地接觸世面，只能從狹小範圍來看東西。

治療的病人當中，有些人腰痛治好後，頑固的性格也不見蹤影了。身心的確是一體的，做此操法能改變你的性格與治腰痛，發現新的自我。

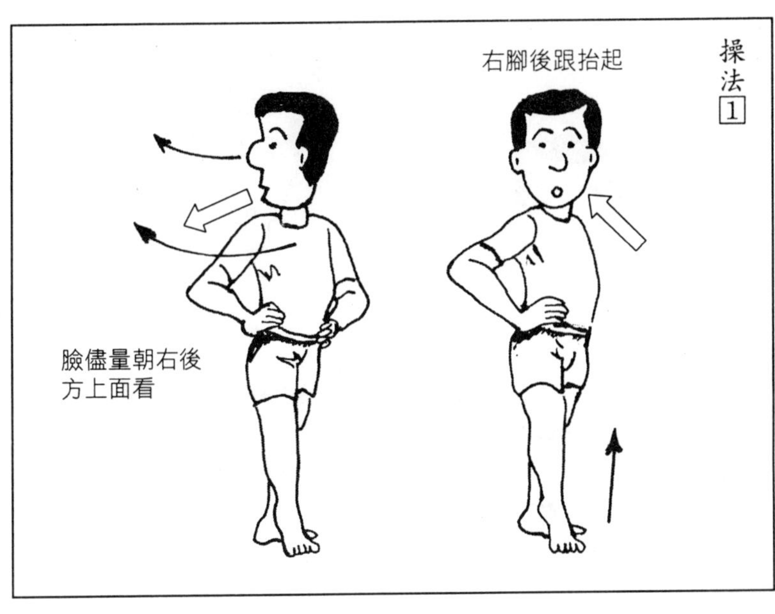

●操法——1

①兩腳靠攏站著，手按於腰部。

②背肌伸直，深深的吸一口氣。

③一邊慢慢的呼氣，上半身向右彎曲。

此時胸部要挺起，臉儘量向右後方朝上看，背肌伸直。

④**呼氣後放鬆全身力量**，右腳觸於地，恢復原來姿勢。

⑤以相反方向做同樣動作。

【要點】

左右交互各做五次，請注意呼吸來做。

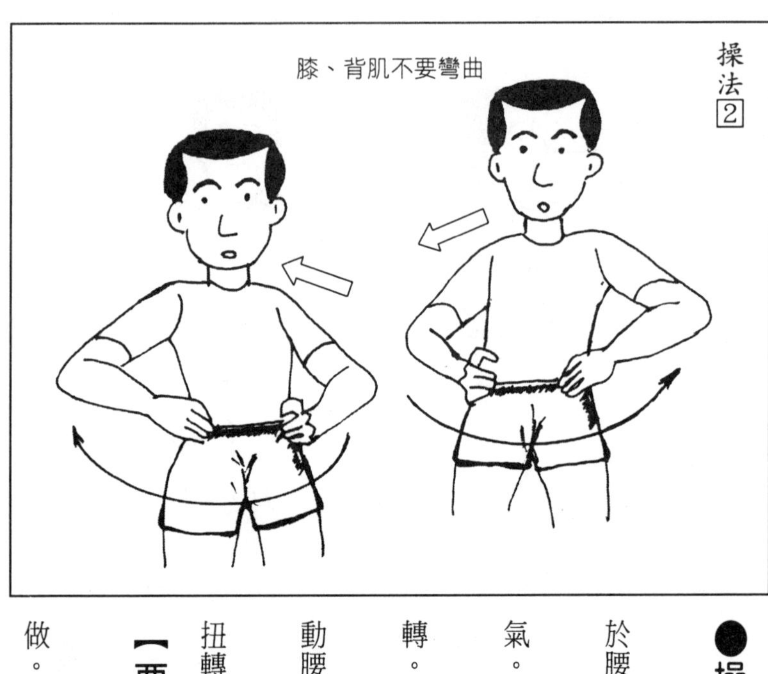

●操法——2

①兩腳比肩稍寬張開站立，兩手按於腰部。

②背肌、腰、膝部伸直，深深吸口氣。

③一面慢慢的呼氣，腰部由右向左轉。**此時背肌不能彎曲**。

④一面吸氣，此次由左向右慢慢轉動腰部，恢復原來姿勢。

⑤一面慢慢的呼氣，腰部由右向左扭轉，和向左扭轉時做同樣動作。

【要點】

左右交互各做五次，腰痛時慢慢的做。

背痛

人的身體是依屈和伸兩種肌肉的調節來活動的，一般稱為屈肌和伸肌。說得更詳細些，即腹部有屈肌，背部有伸肌。依屈肌及伸肌的調節，而決定上半身的姿勢。

但在日常生活中，往往腹部的屈肌較常使用，所以比伸肌強，結果容易造成不良姿勢。背部肌肉一直緊繃，水蛇腰即是如此。

背部緊繃即造成酸硬疼痛。在人體背部因肌肉或神經流動複雜，所以，稍微變酸硬就會疼痛。

特別是控制手臂行動範圍的肩胛骨周圍，若酸硬的話，一定要早點治好。因會演變成手臂無法舉高、痲痹的地步。

要治療背部的疼痛，可做消除背部緊繃的操法。治療的秘訣在於儘量使用背部的伸肌。在日常生活中多做與平常相反的動作，如背部容易彎曲的人，做伸張的動作，背部的疼痛在二～三天內就可治好。

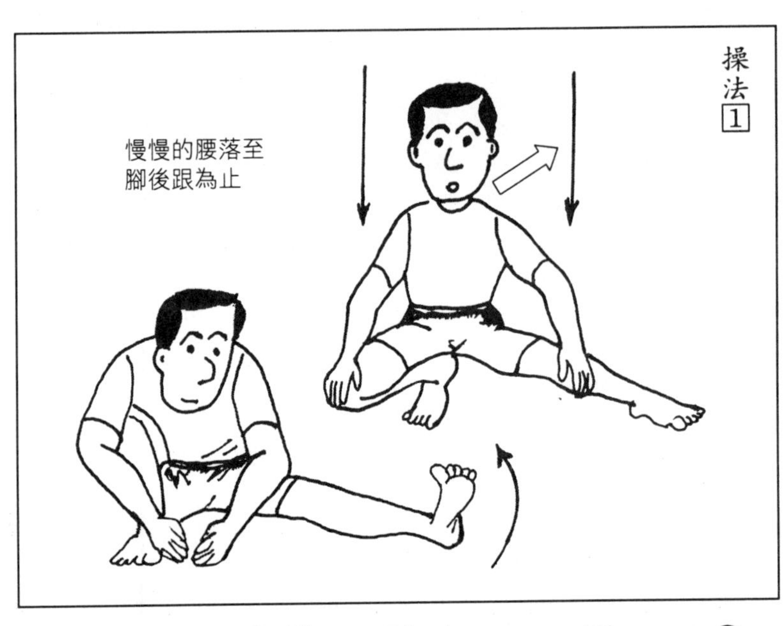

●操法——1

①兩腳儘量張開站著，兩手臂自然下垂。

②背肌伸直，深深的吸一口氣。

③重心放於右腳，一邊慢慢呼氣，右膝彎曲，腰像要落至腳後跟似的，彎下上半身。

④上半身落下後，**左腳的腳尖儘量挺起**，此時右腳後跟不要抬起，臀部觸至地為止，深深的蹲下去。

⑤一邊吸氣，恢復原來的姿勢。

⑥以左腳為重心做同樣動作。左右交互各做三次。

此操法能柔軟腰腿至背部的肌肉。

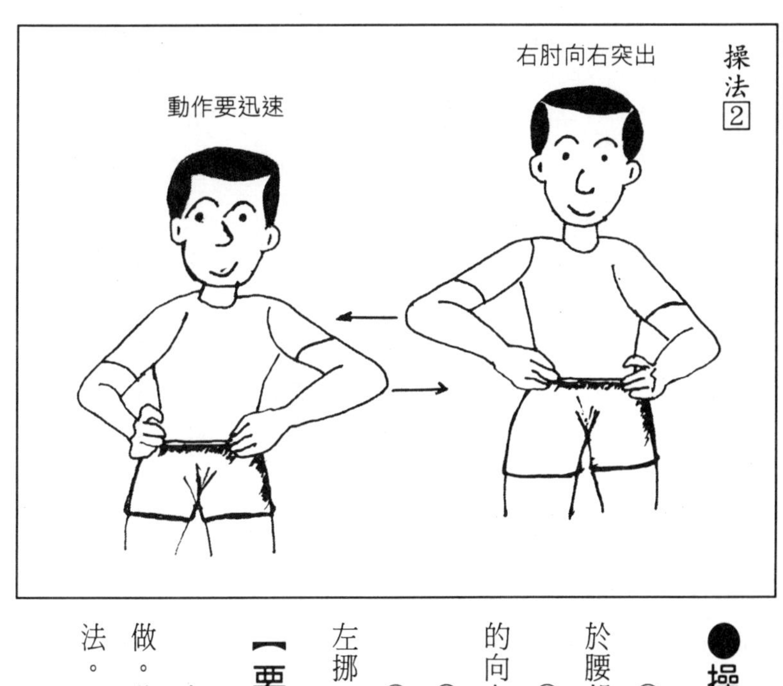

●操法——2

①兩腳張開與肩同寬站著，兩手按於腰部。

②腰不要動，由肚臍至上半身慢慢的向右挪，**右肘向右突出似的來做**。

③慢慢的上半身恢復原狀。

④其次，由肚臍至上半身慢慢地向左挪，做和右肘同樣的動作。

【要點】

左右交互連續做二十次，以快速來做。此為消除肩胛骨附近酸硬的最佳操法。

肋間神經痛

沿著肋骨，由後到前，陣陣的抽痛稱為肋間神經痛。隨著呼吸會疼痛，是煩人的疾病。

肋間神經痛的特徵是壓到肋骨間時有壓痛感。有許多人不知病因，經過多種療法仍然無效。

根據經驗，肋間神經痛的原因，是在肩胛骨附近變成酸硬疼痛。即酸硬造成神經受到壓迫，而引起肋間神經痛。為了掩護肩胛骨的疼痛，而導致肋間神經痛。

水蛇腰的人容易罹患肋間神經痛，因為水蛇腰的人，在肩胛骨附近容易造成酸硬。

要治療肋間神經痛必須端正姿勢，治好身體的歪斜。肩胛骨所以會酸硬，即是因背骨歪曲所引起的。

所以，治好背部的歪曲，使背部肌肉柔軟才是根本治療。

繼續做下列操法，一定能消除肋間神經痛。請試看看。

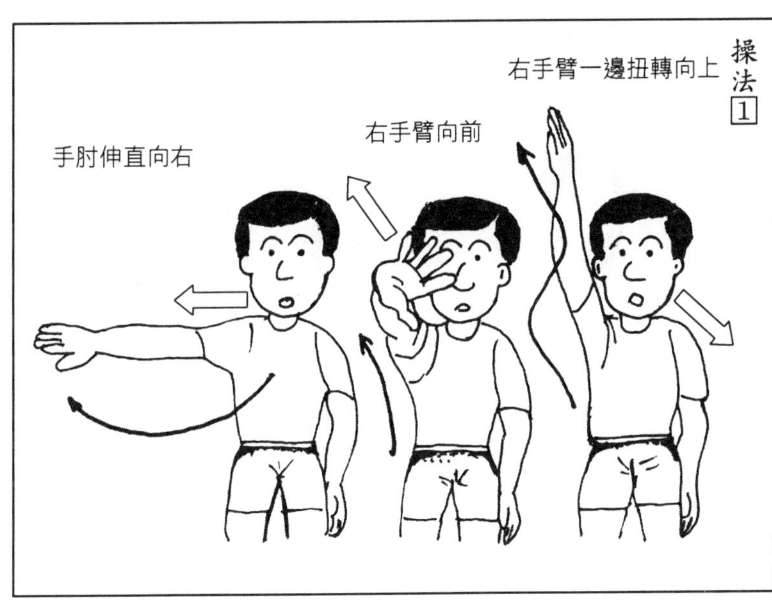

●操法——1

①兩腳比腰幅稍寬張開站著，右手的手掌舉到面前。

②一面慢慢的呼氣，手掌向外側彎曲，手臂舉到耳部，此時視線隨指尖移動。

③一面慢慢的吸氣，手掌恢復到原來的位置。

④一面慢慢的呼氣，手掌朝外向前伸出。

⑤右手臂橫伸。

⑥手掌向上，手臂儘量伸張。

⑦呼完氣後放鬆全身力量，放下手臂，做三次。

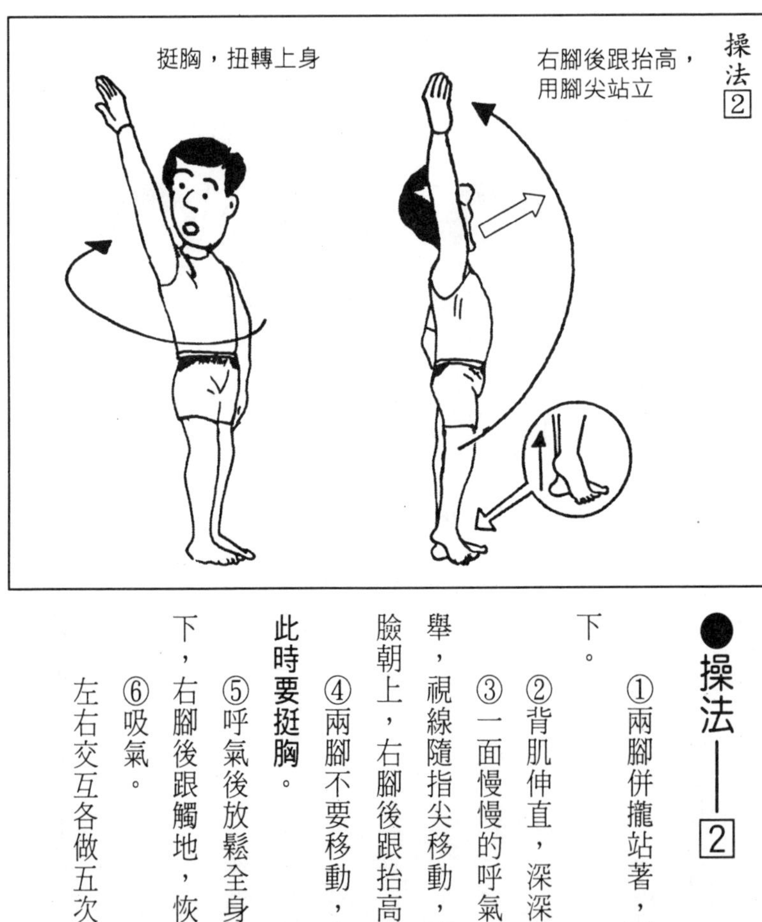

●操法——②

①兩腳併攏站著，兩隻手臂自然向下。

②背肌伸直，深深的吸一口氣。

③一面慢慢的呼氣，右手臂由前上舉，視線隨指尖移動，配合手臂的移動臉朝上，右腳後跟抬高。

④兩腳不要移動，身體向右扭轉，**此時要挺胸**。

⑤呼氣後放鬆全身的力量，手臂落下，右腳後跟觸地，恢復原來姿勢。

⑥吸氣。

左右交互各做五次。

坐骨神經痛

坐骨神經痛，是在腰至大腿後面，即臀部至大腿內側抽痛的疾病。在移動腿部或咳嗽時疼痛更加劇烈。因此，腳變得無法充分的伸展，也是惱人的疾病。

在斷定坐骨神經痛時，可仰躺著，膝部伸直，腳舉高試看看。若此時大腿後面疼痛，即是坐骨神經痛了。或是沿著坐骨神經按壓時，會疼痛就錯不了了。

為坐骨神經痛所困惱的人，其特徵是腰腿無彈性，身體硬固。

坐骨神經從腰椎的下部，經骨盆至臀部，延伸到腳的前端為止。坐骨神經，是因腰部歪斜或骨盆錯亂，受到壓迫而疼痛的。

中醫則認為，坐骨神經痛是因腸內蓄積邪氣所引起的。蓄積腸內的宿便等廢物邪氣，對通過骨盆的坐骨神經有不良影響。因此，調整通便是根本的治療法。

蓄積宿便以致變成便秘，也是使骨盆錯亂的原因。

做治療骨部歪曲成骨盆錯亂的操法，就可治好坐骨神經痛。即使是長久為坐骨神經所困的患者，經三、四個月後一定可消除疼痛的。

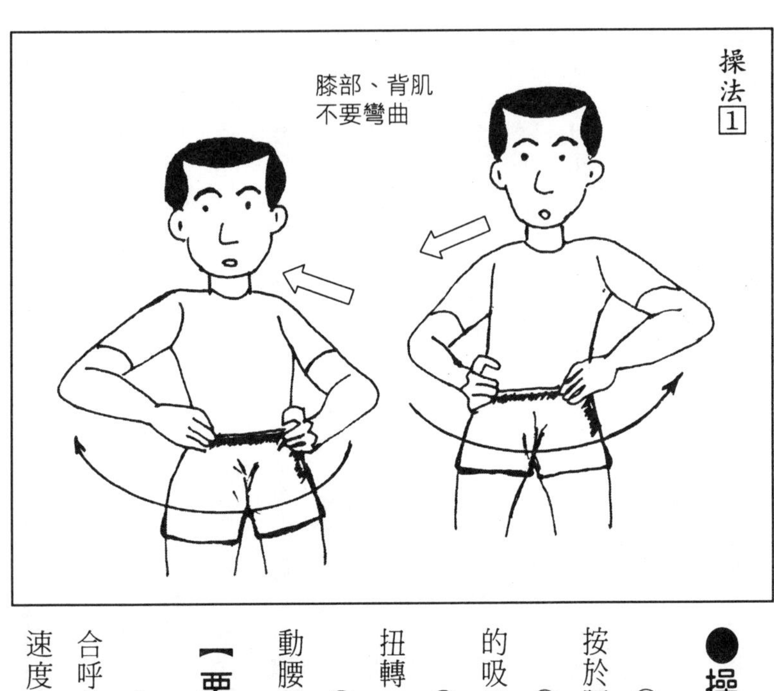

●操法——1

①兩腳比肩幅稍寬張開站著，兩手按於腰部。

②伸直背肌，腰及膝部伸直，深深的吸口氣。

③一面慢慢的呼氣，腰部由右向左扭轉，**此時背肌不能彎曲**。

④一邊吸氣，然後由左向右慢慢扭動腰部，恢復原來姿勢。

【要點】

左右交互各做五次，腰部疼痛時配合呼吸儘量慢慢的做，隨著疼痛變輕，速度也增快。這樣才能早點治好。

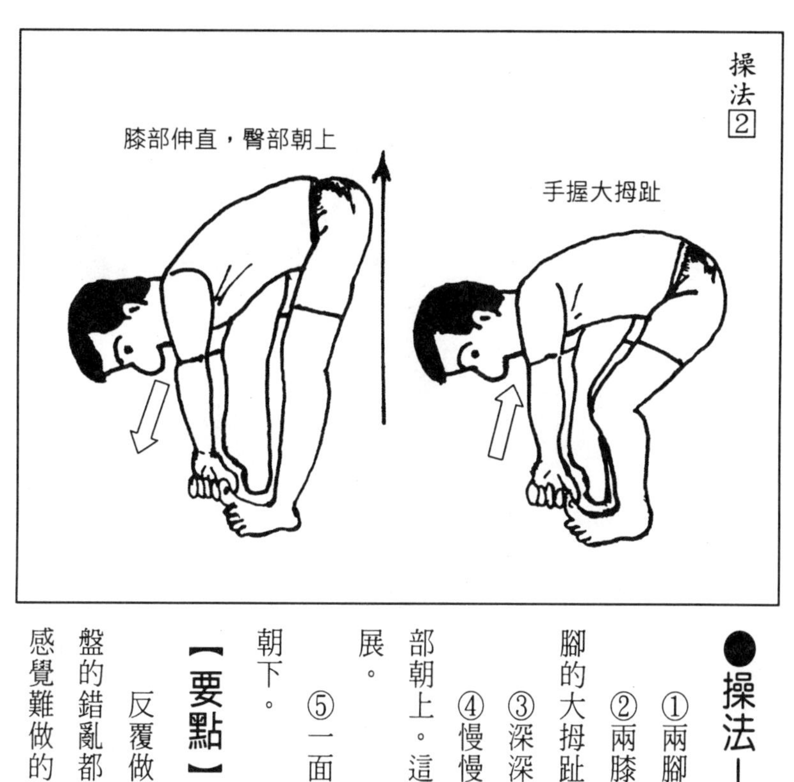

●操法──2

①兩腳腳尖靠攏站立。

②兩膝彎曲，上半身傾倒，手握兩腳的大拇趾。

③深深的吸一口氣。

④慢慢的一面吐氣，兩膝伸直，臀部朝上。這時候大腿後側的腿肚儘量伸展。

⑤一面慢慢吸氣，兩膝彎曲，臀部朝下。

【要點】

反覆做十次，由腳至腰的歪斜，骨盤的錯亂都可藉此操法治好。對此操法感覺難做的人，可做第三種操法。

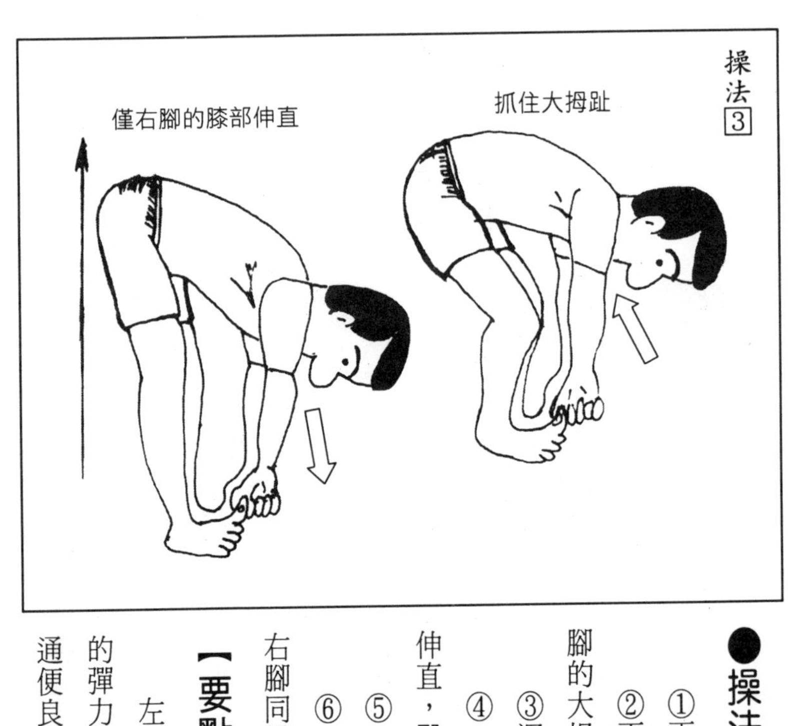

●操法——3

①兩腳腳尖併攏站立。

②兩膝彎曲，上半身傾倒，握著兩腳的大拇趾。

③深深的吸口氣。

④一面慢慢的呼氣，僅右腳的膝部伸直，**臀部朝上**。

⑤一面吸氣，放鬆右腳。

⑥一邊慢慢呼氣，左腳伸直，做和右腳同樣的動作。

【要點】

左右交互各做十次。藉著強健腰腿的彈力，腹部繃緊，促進腸部機能，使通便良好。

關節炎

關節炎在日常生活中是令人頭痛的疾病。關節腫大，身體稍微動一下就疼痛。嚴重時，膝部會積水或變形。

神經或肌肉並無異常，為什麼會引發此病？關節炎也是令醫生傷腦筋的疾病。膝部發生關節炎的原因在於腰。因為扭著腰走路，多餘的力量加於膝部，所以引發關節炎。

而關節炎的人為何扭身走路呢？理由之一是腰腿弱，並且腰部硬固。使腰柔軟移動的大腿內側至臀部、腰周圍的肌肉，即大腿二頭肌及半腱樣肌、大臀肌、腰三角肌等失去彈性。腰腿弱且硬固的話，走路時就必須扭身走路了。

第二個理由是腰部歪曲。位於全身重心的腰部若歪曲，走路時必須加力於兩膝才行，所以扭身走路。

因此，關節炎患者要做強勁腰腿、提高其柔軟性、治療腰部歪斜的操法。有些人因關節膝部積水，藉針灸來消除水分，但這只是一時的救急辦法，即使消去水分仍會再積水的，要根本治療才是上策。

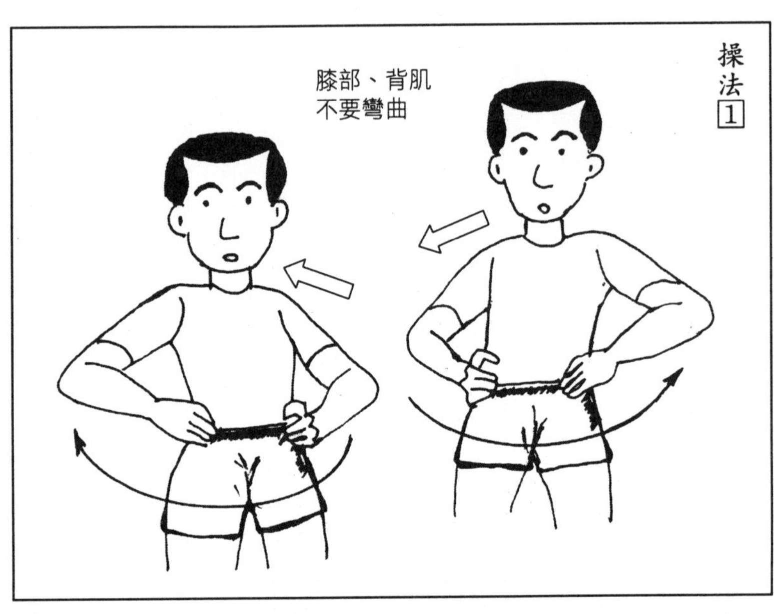

●操法——1

①兩腳比肩稍寬站開，兩手按於腰部。

②背肌、腰、膝部伸直，深深的吸口氣。

③一邊慢慢的呼氣，腰部由右至左轉動。**此時膝部、背肌不能彎曲**。

④一邊吸氣，此次由左至右慢慢扭轉腰部，恢復原來姿勢。

⑤同樣從反方向來做亦可。

【要點】

左右交互各做五次，腰部疼痛時慢慢的來做，疼痛變輕時再快速些。

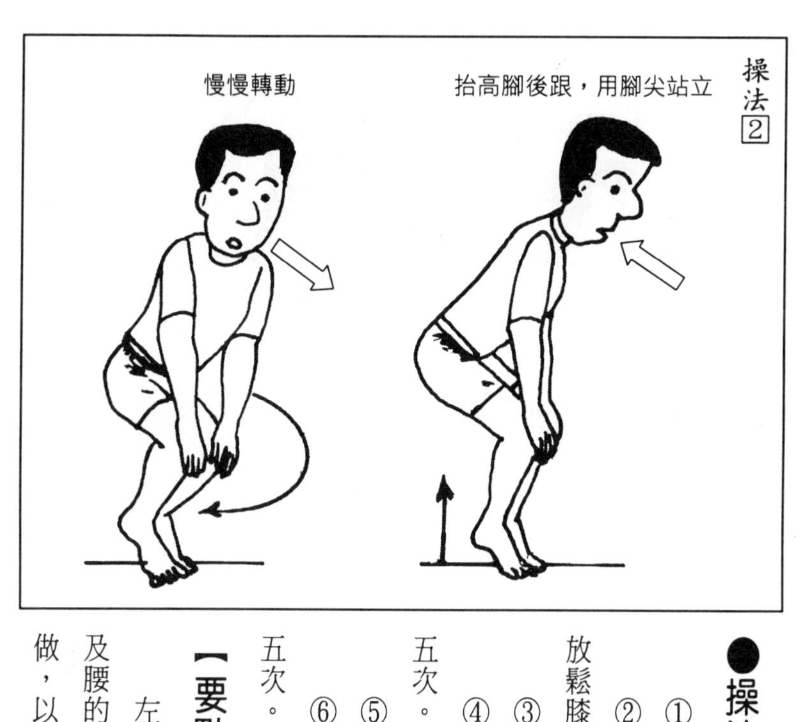

●操法——②

①兩腳併攏站著。

②上半身向前傾，抓住膝蓋，此時放鬆膝部力量，彎曲膝部。

③抬高腳後跟，吸口氣。

④一邊慢慢的呼氣，膝部向右轉動五次。

⑤吸氣。

⑥一邊慢慢的呼氣，膝部向左轉動五次。

【要點】

左右交互各做五次，此為調整膝部及腰的關節的操法。治好以後仍要繼續做，以防止關節炎再發。

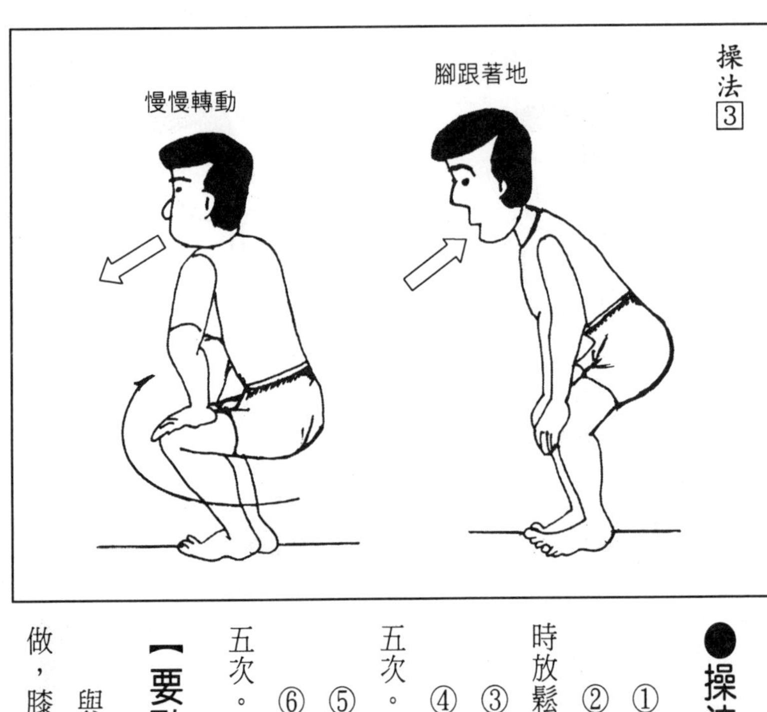

●操法——3

①兩腳靠攏站著。

②上半身向前傾，手抓住膝蓋。此時放鬆膝部力量。

③吸口氣，此時不必抬高腳跟。

④一面慢慢的呼氣，膝部向右轉動五次。

⑤吸口氣。

⑥一面慢慢的呼氣，膝部向左轉動五次。

【要點】

與操法2不同。此操法腳跟著地來做，膝部深深彎曲，效果增大。

腳踝扭傷

腳踝若扭傷過一次的話，就容易再發生。腳踝關節的活動若超過正常範圍，腳踝的韌帶或關節囊等裂開，而引發劇痛。

關節活動的力量更加強時就脫臼了。扭傷是脫臼的前奏。

骨頭雖無異常，但和骨折一樣不易治療。但骨折可藉拐杖作支柱。而一般人認為扭傷是輕症，因此，在治好以前仍還是活動著，這樣對於腳踝形成負擔，容易再扭傷不易治好。

扭傷若變長期時，易發展成腰痛或關節炎、神經痛等，有慎重處理的必要。

扭傷是腳踝的關節部分移動，小骨向外突出，韌帶發生炎症的現象。採與平時不同的力量加於腳踝時，腳踝關節就容易移動。

所以，要治扭傷可做按壓腳踝小骨、治療關節移動的操法，同時背肌伸直，腳尖輕抬走路就可治好。

在雨天時，因天雨路滑腳容易扭傷，步行時要特別注意。

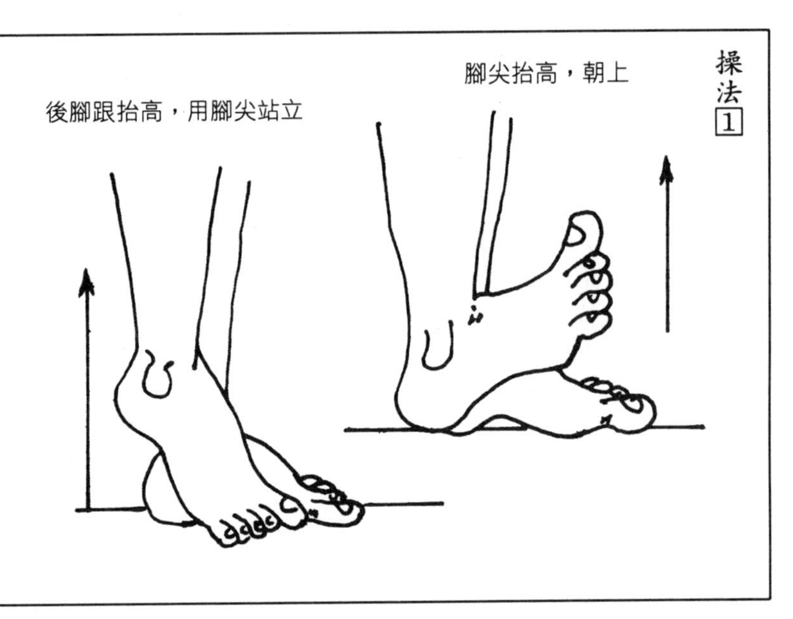

●操法——1

①兩腳靠攏，吸氣。
②一面慢慢的呼氣，右腳腳尖抬高朝上。以腳跟為支點。
③呼氣完後，腳尖著地。
④左腳亦做同樣動作。
⑤吸氣。
⑥一面慢慢的呼氣，右腳跟儘量抬高。
⑦呼氣後，腳跟放下。
⑧左腳亦做同樣動作。
⑨吸口氣。
⑩一面慢慢的呼氣，右腳向內側儘量抬高。

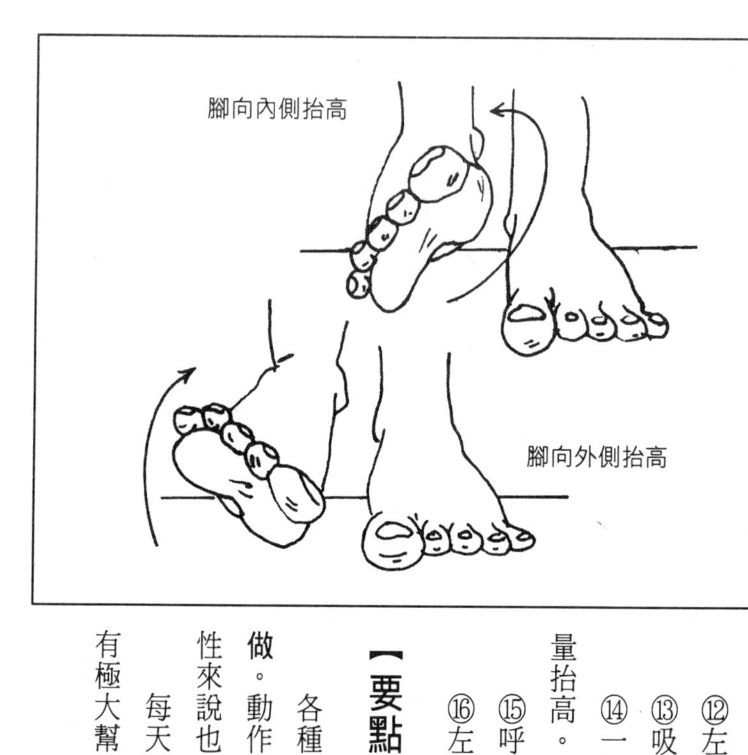

⑪呼氣後右腳內側恢復原狀。
⑫左腳亦做同樣動作。
⑬吸口氣。
⑭一面慢慢的呼氣，右腳向外側儘量抬高。
⑮呼氣後右腳恢復原狀。
⑯左腳亦做同樣動作。

【要點】

各種動作各做五次，**膝部要伸直來做**。動作簡單，用力來做，對老人和女性來說也是極合適的。

每天做此操法，對於預防腳扭傷亦有極大幫助。

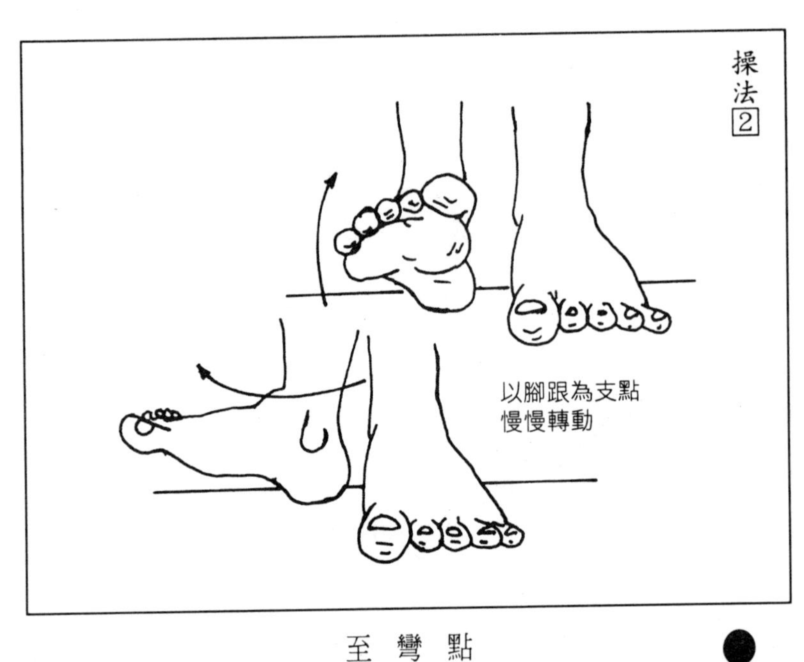

●操法——2

①兩腳靠攏站著，兩手按於腰部。

②膝部伸直，深深的吸口氣。

③右腳腳尖抬高，朝上。

④一面慢慢的呼氣，以後腳跟為支點，右腳尖向右彎曲。此時腰容易向右彎，用兩手按住腰部。像要扭轉上半身至左邊似的即可。

⑤呼氣後，腳尖恢復原狀。

⑥左腳亦做同樣動作。

左右交互各做五次。

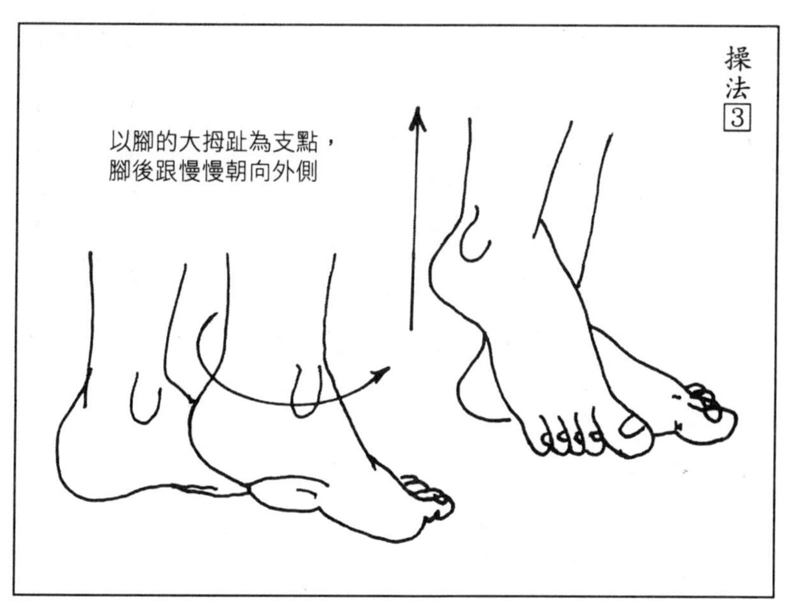

●操法——3

①兩腳靠攏站著，兩手按於腰部。
②上半身伸直似的深深的吸口氣。
③以右腳的大拇趾為支點，腳跟輕輕抬上。
④一面慢慢的呼氣，右腳後跟儘量朝向外側，此時**腰不要動，上半身像要向右扭轉似的即可。**
⑤右腳後跟著地。
⑥**一邊吸氣，右腳後跟恢復原狀。**
⑦左腳亦做同樣動作。
左右交互各做五次。

下痢

一年到頭常常下痢，是因消化器官衰弱所致。所吃的東西，體內不能吸收，自然而然體質虛弱。成年人若是長期下痢，雖不會造成生命危險，但對成長期的孩子來說，則很嚴重了。若不完全治好，會妨礙發育，造成生命危險。

患下痢的人，其特徵是腳尖費力，腳趾根硬固，失去彈性。腳的內股肌肉失去彈力。像這樣的人，腹部一定無力，而且腹中的消化器官機能衰弱。

另一個特徵是呼吸淺，速度快。精神壓力和消化器官的功能，有密切關係，因此呼吸淺時，精神狀態就不安定，消化器官的機能也就弱了。

或是呼吸淺時，橫隔膜的上下運動變小，不能充分刺激消化器官，結果消化器官失去柔軟性，機能也就減弱了。

要提高消化器官功能，治療下痢，必須做調整呼吸，強健腰腿的操法。因為患下痢或體質虛弱的人，都是顯出下顎向前突出的姿勢。做此操法經過一週後，姿勢變佳，消化器官的功能也就自然提高了。

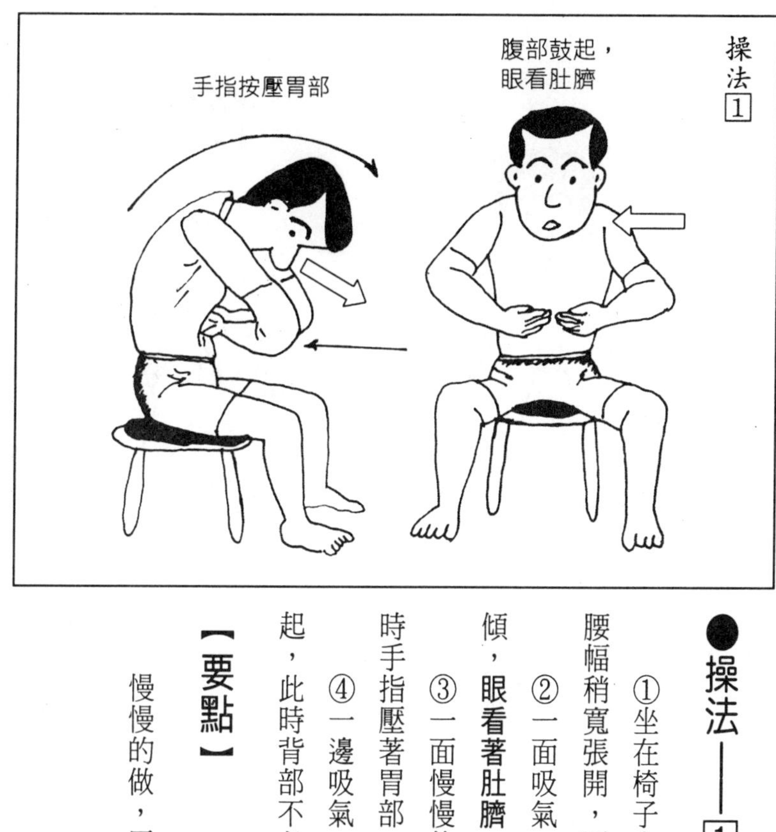

●操法——①

①坐在椅子上，背肌伸直，兩腳比腰幅稍寬張開，兩手的指尖按於胃部。

②一面吸氣，腹部鼓起，頭稍向前傾，**眼看著肚臍**。

③一面慢慢的呼氣，**背部蜷縮**。此時手指壓著胃部，縮下腹部。

④一邊吸氣，腹部鼓起，上半身挺起，此時背部不必伸直。

【要點】

慢慢的做，反覆做十次。

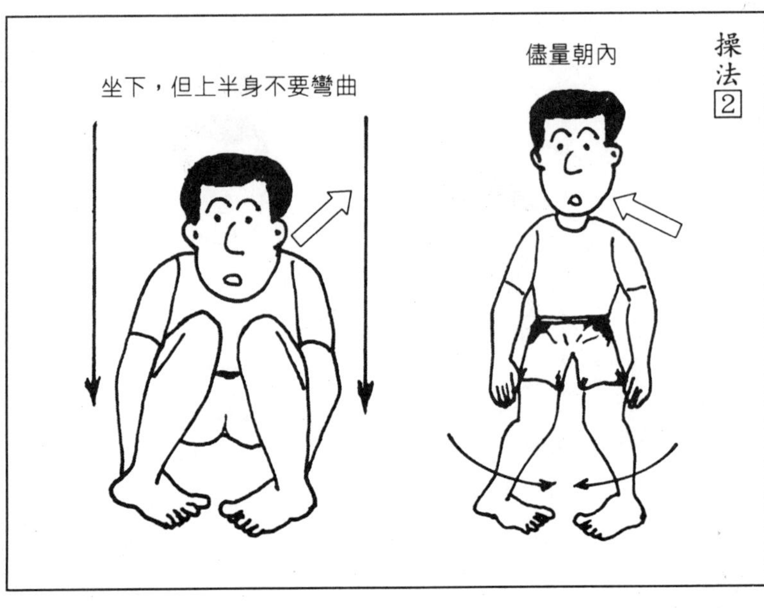

●操法——2

①兩腳與肩同寬地站開，兩手臂自然下垂。

②指尖儘量朝向內側。

③胸部挺起，深深的吸口氣。

④一面慢慢的呼氣，坐下，臀部觸於地。此時兩腳尖會漸朝向外側，所以**腳尖要用力，儘量不要讓腳尖向外，上半身不要向前彎。**

⑤吸口氣。

⑥**一邊慢慢的呼氣，站起來恢復原來姿勢。**

請做四次，儘量慢慢的做。

便秘

不能太小看便秘，認為這是小毛病。便秘若長久持續下去，廢物（宿便）就會積在腸內。此症狀不單是腹痛而已，由腸內的宿便發生邪氣，而引起身體疲累，腳麻等各種症狀。

便秘是因腸部機能衰弱所造成的。腹部硬固，失去彈性，腸的機能衰弱。或是精神壓力造成腸的機能衰弱。

便秘的人其糞便非常硬固，缺乏水分。因為腸內的宿便不能排出，長時間積在大腸內，水分被吸收的緣故。健康的人一日排便一次，但是兩三天排便一次也不能說是便秘。所謂便秘是指二～三日以上排便一次，而且排便時間不規則。因而一直感到腹部稍膨脹，下腹部疼痛。

要治療便秘，必須先做使腹部柔軟的操法。腹部若柔軟的話，腸內機能提高，自然排便就順利。

同時，消除精神緊張，鎮定精神也是極重要的。如果因便秘而常用通便劑，會削弱腸部機能，不要靠藥物，做此操法就可根本治好便秘。

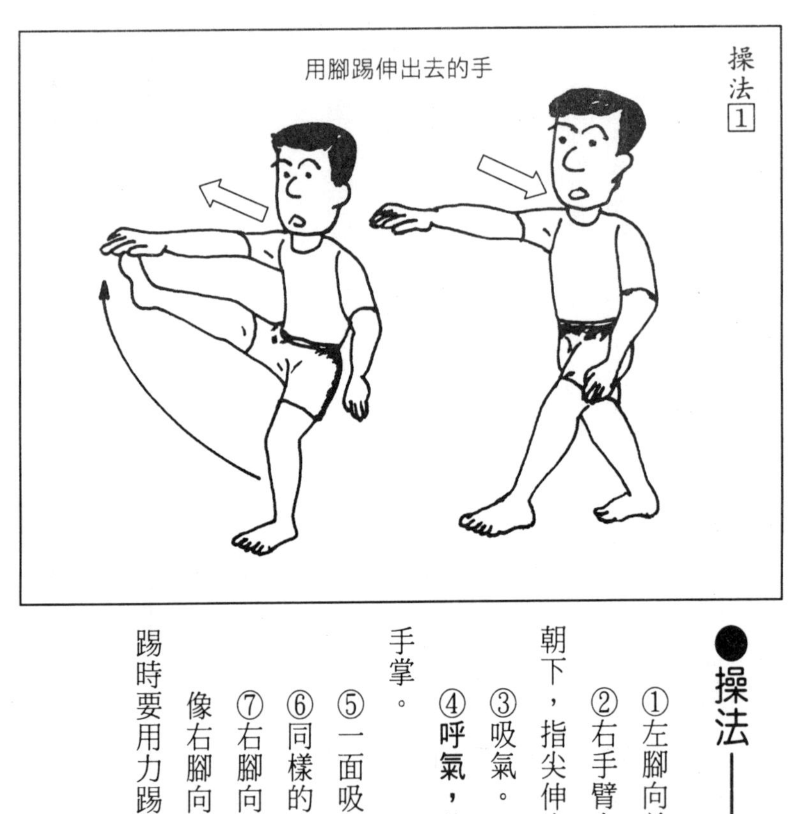

●操法──1

①左腳向前伸，兩腳前後張開。

②右手臂向前伸，此時右手的手掌朝下，指尖伸直。

③吸氣。

④**呼氣，後腳向前舉高，**踢到右手手掌。

⑤一面吸氣，右腳恢復原來姿勢。

⑥同樣的動作反覆做五次。

⑦右腳向前伸出，兩腳前後張開。像右腳向前踢一樣左腳也踢五次，踢時要用力踢。

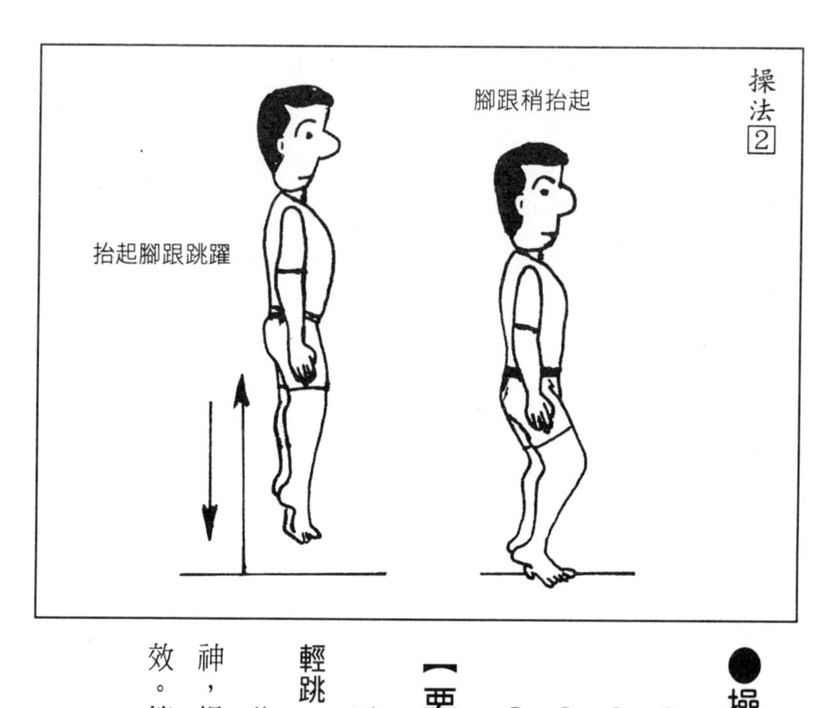

●操法——2

①兩腳輕輕的張開。
②背肌伸直。
③兩腳膝部稍微彎曲，腳跟抬起。
④腳跟仍抬起輕跳。

【要點】

反覆做十次，**像貓一樣不要出聲的輕跳**。

此操法能夠增強腰腿彈力，安定精神，提高自律神經機能，對治療便秘有效。簡單易做，女性亦能輕鬆的來做。

脾臟腫大

脾臟腫大的人容易疲勞，此為左肋骨下腫大疼痛的疾病。

脾臟的功能，是過濾血液中的病原菌，與幫助紅血球的再生。即一直保持清潔血液，就是它最大的功用。

因此脾臟變壞時，血液中的病原菌增加，氧無法充分的運到，而造成體內各種機能衰弱，容易疲勞。

中醫認為大腿內側，是顯示內臟機能的標記。例如右肋骨下方的肝臟不佳時，右腳大腿內側一定變硬固，失去彈性。反之，右腳大腿內側柔軟時，肝臟等位於身體右側位置的內臟，機能就提高。

脾臟也是如此，左肋骨下的脾臟機能與左腳大腿內側的彈性有關。

脾臟不好的人腰腿亦弱，體力衰微，不能耐暑耐寒，一直是臉色蒼白。

所以，要治療脾臟腫大，必須做增強腰腿的操法，使左大腿內側部分柔軟。脾臟有毛病的人做此操法，一個月左右就可治好。

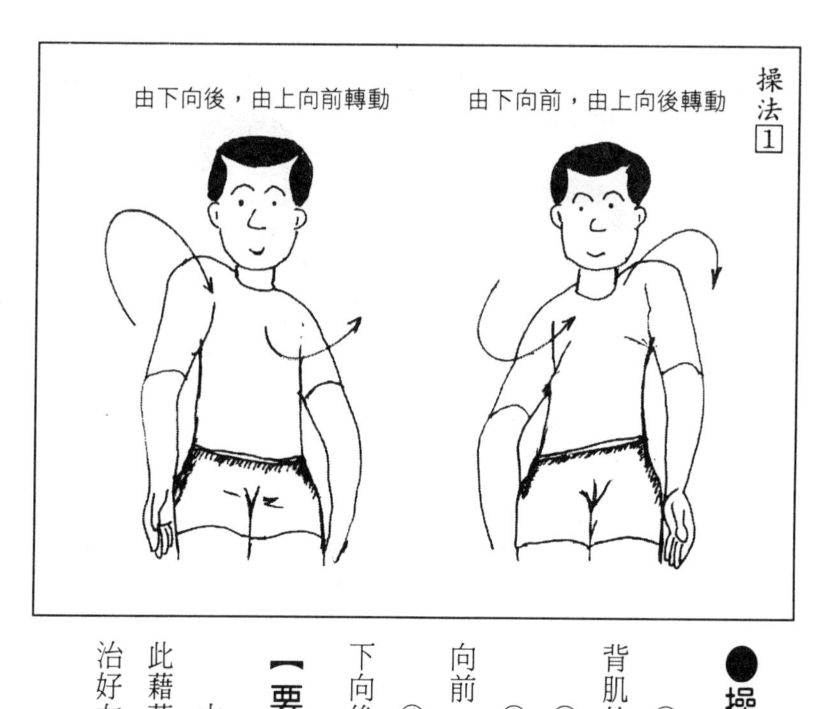

●操法——1

①兩腳比肩稍寬站著，腳尖向外，背肌伸直。

②兩手臂放鬆垂下。

③**上半身扭轉似的**，兩肩交互由下向前，由上向後轉動五次。

④其次**上半身扭轉似**的兩肩交互由下向後，由上向前轉動五次。

【要點】

中醫認為肝臟與脾臟密不可分，由此藉著提高右肋骨下肝臟之機能，就可治好左肋骨下脾臟的毛病。

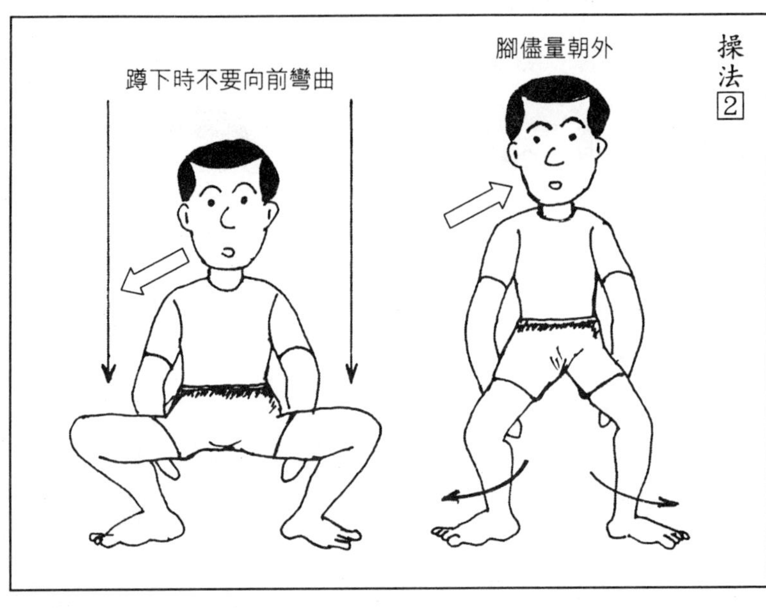

●操法——2

①兩腳比腰幅稍寬張開站著。兩手臂自然下垂。

②腳尖儘量朝外。

③腰伸直，挺胸，深深吸口氣。

④一面慢慢的呼氣，蹲下，臀部觸於地。**此時上半身不要前屈。**

⑤吸口氣。

⑥一面慢慢的呼氣，腰伸直，恢復原來姿勢。

【要點】

反覆做五次，一次三十秒左右，慢慢的做。

糖尿病

糖尿病自古以來稱為富貴病，因為患者多為講究美食的人。但在飽食時代的今日，已成為普通的成人病之一，也可說是現今營養過多的時代疾病。

糖尿病若放任不管，全身會嚴重的引起障礙，例如，眼底出血或白內障、視力衰退。長期罹患會造成動脈硬化、高血壓，導致腦溢血或心肌硬塞。所以與人性命息息相關，絕不可等閒視之。

糖尿病發生的原因尚未完全明瞭，一般認為與運動不足及美食導致肥胖有關。再加上胰臟衰退，胰島素分泌不足。

胰島素分泌不足會使血糖值等增高，污染血液，結果併發重大疾病。即因不能處理營養過剩的問題而染患糖尿病。

因此，要治療糖尿病必須做提高胰臟機能的操法，使胰臟柔軟，使胰臟機能旺盛。當然保持「腹部八分飽」，太甜的食物不要攝取過多，也是極重要的。

糖尿病雖然被認為是棘手的疾病，但繼續做下列操法可以治好。

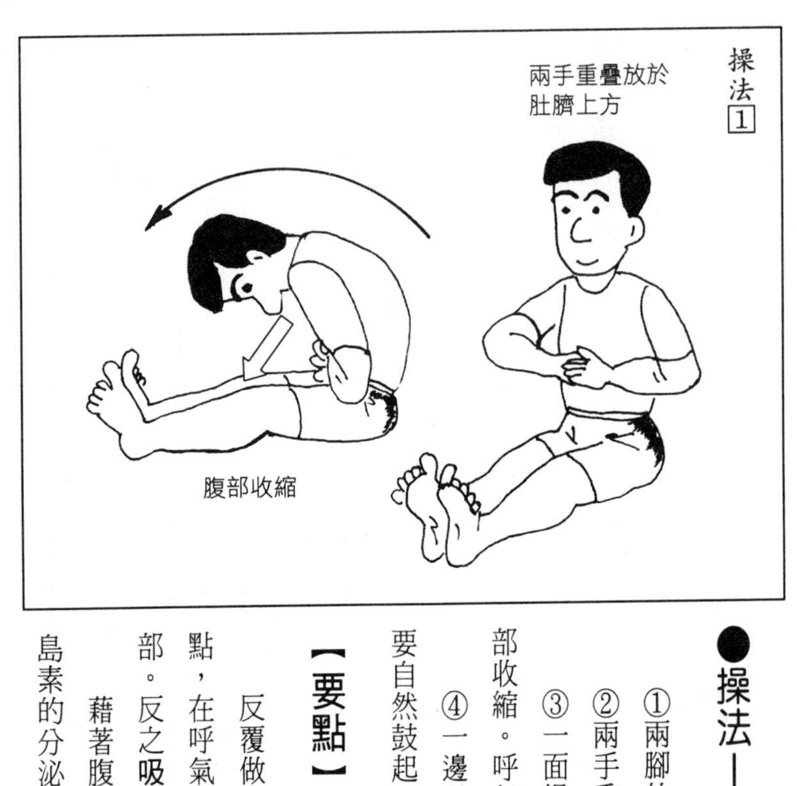

●操法——1

①兩腳伸直坐在床上。

②兩手重疊放於肚臍上方。

③一面慢慢的呼氣，**背部蜷縮**，腹部收縮。呼氣完畢。

④一邊吸氣，背部伸直，此時腹部要自然鼓起。

【要點】

反覆做三十次。呼吸要以呼氣為重點，在呼氣時，集中所有神經，收縮腹部。反之**吸氣時，要自然地鼓起腹部**。

藉著腹部收縮能刺激胰臟，促進胰島素的分泌。

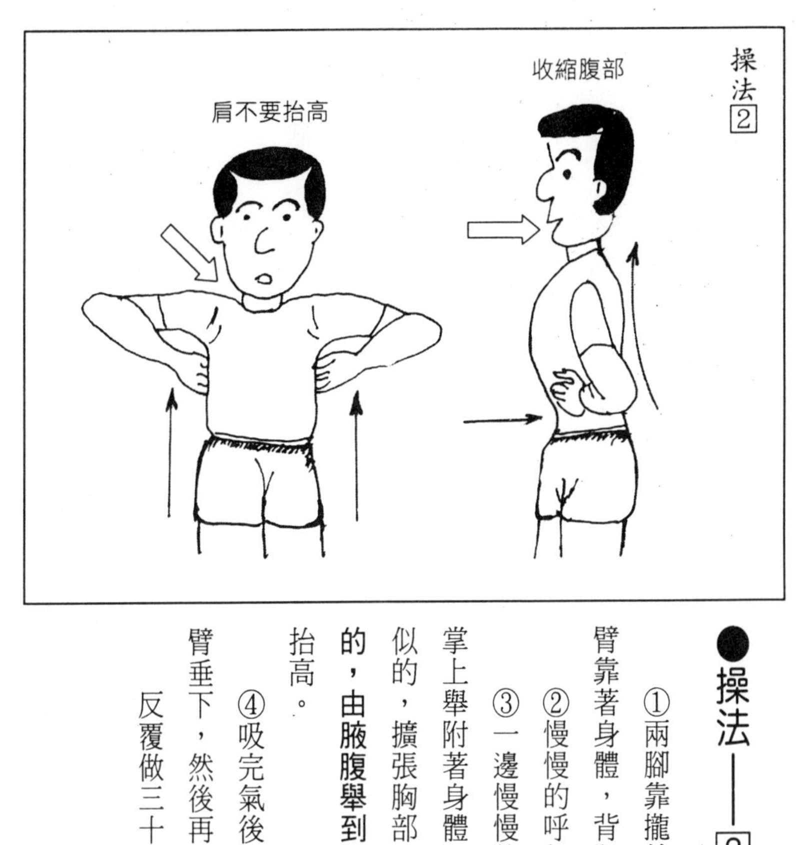

●操法——2

①兩腳靠攏站著，臉向前方，兩手臂靠著身體，背肌伸直。

②慢慢的呼氣。

③一邊慢慢的吸氣，腹部收縮，手掌上舉附著身體，此時，像要提升內臟似的，擴張胸部。**手掌像是摩擦身體似的，由腋腹舉到胸部上面**，但兩肩不要抬高。

④吸完氣後，放鬆全身力量，兩手臂垂下，然後再呼氣。

反覆做三十次。

尿多、殘尿

尿多的人排尿次數非常多，每一小時或每三十分鐘就往廁所跑，而排尿後仍有殘尿感，一直感到不舒暢。

症狀和膀胱炎很相似。但尿無異常，即使混濁也無沉澱。而且晚上睡覺時又無尿意，此點和膀胱炎不同。

膀胱炎或尿道的疾病，在排尿時會疼痛，較易察覺到。但多尿、殘尿的話不疼痛，只是感到不暢快，而困惱。

尿多、殘尿的原因是因老化及體力衰退，導致平滑肌變弱的緣故。平滑肌失去彈性，膀胱所蓄積的尿，就無法完全排出。

而且在開冷氣的室內工作，易得冷感症。冷感症使平滑肌彈力變弱，尿多、殘尿的人就增加不少。特別是女性易得冷感症。

所以，請施行強化平滑肌的操法。而老化或冷感也由腰開始，必須強健腰腿。儘量不要坐電梯，用腳爬上去較好，這樣就可治好尿多、殘尿症。

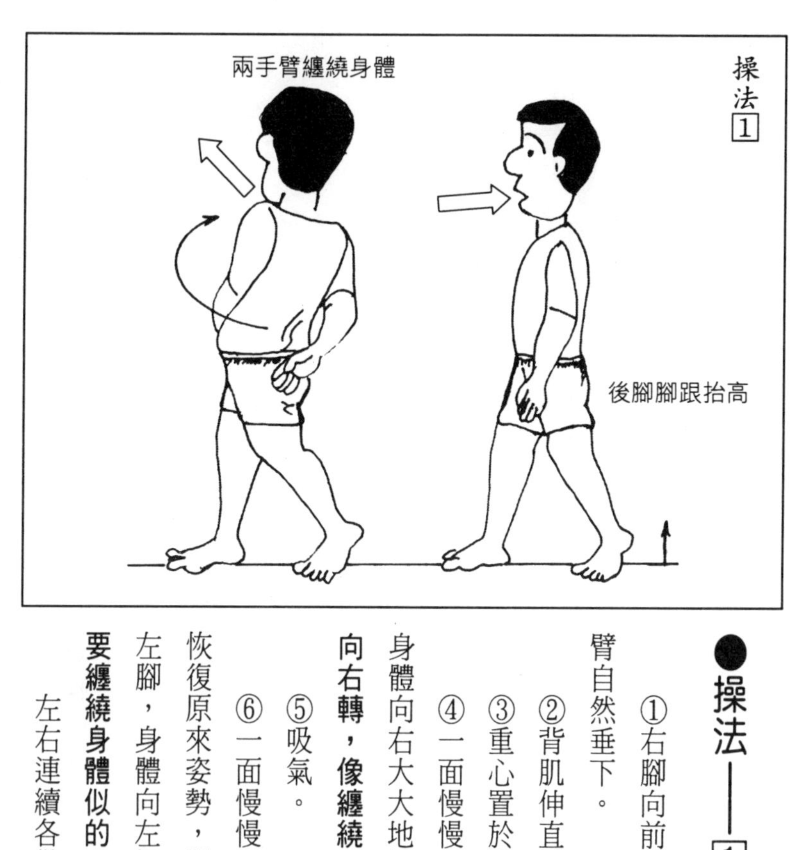

●操法——1

①右腳向前，兩腳前後張開，兩手臂自然垂下。

②背肌伸直，吸氣。

③重心置於右腳，左腳跟抬高。

④一面慢慢的呼氣，以右腳為軸，身體向右大大地扭轉。此時，**兩手臂亦向右轉，像纏繞身體一樣**。

⑤吸氣。

⑥一面慢慢呼氣，身體向左扭轉，恢復原來姿勢，繼續將重心由右腳移到左腳，身體向左扭轉。此時，**兩手臂像要纏繞身體似的向左轉動**。

左右連續各做十次。

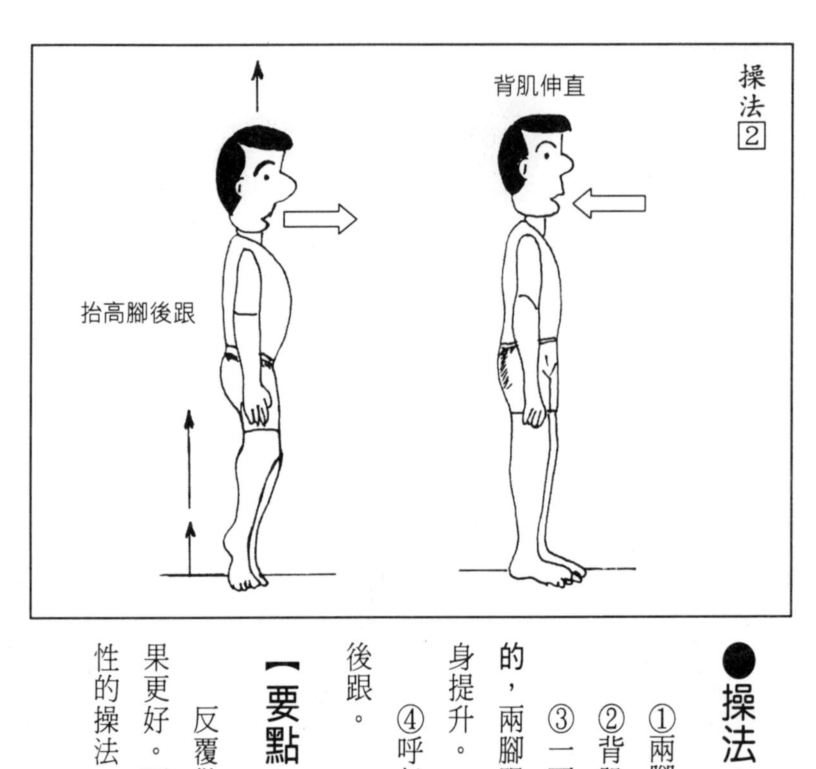

●操法——2

①兩腳靠攏站立，兩手臂自然伸直。

②背肌伸直，挺胸，深深吸口氣。

③一面慢慢的呼氣，**頭像要頂物似的**，兩腳跟抬高，用腳尖站立。此時全身提升。

④呼氣後，放鬆全身力量，放下腳後跟。

【要點】

反覆做十次，注意緊縮肛門來做效果更好。不必太用力，是適合老人和女性的操法。

痔

痔可分為痔核和裂痔。痔核是肛門部微細靜脈處，血液凝結阻塞而來，即稱為血豆。裂痔則是排便時肛門的皮膚黏膜錯裂或潰瘍。兩種都會出血和疼痛，若放任不管則進而變成脫腸或痔瘡。

痔雖藉藥物或手術都能治好，但幾乎所有患者都會再發生，這是因為不能根本治療。那麼，痔要如何根本治療呢？

血液凝結阻塞而生血豆或黏膜裂開，是因包於肛門靜脈的括約肌失去彈性，又因括約肌失去彈性，導致血管也失去彈力。或是排便時黏膜磨損，也是因括約肌失去彈性，那是因為括約肌不能適應便的大小。

因此，要使括約肌柔軟，才是治療痔的根本之道。腰腿如能柔軟，括約肌也就有彈性。要根本治療痔，必須先做柔軟腰腿的操法。

同時，也請做便秘的操法以防硬固的便塊出來。

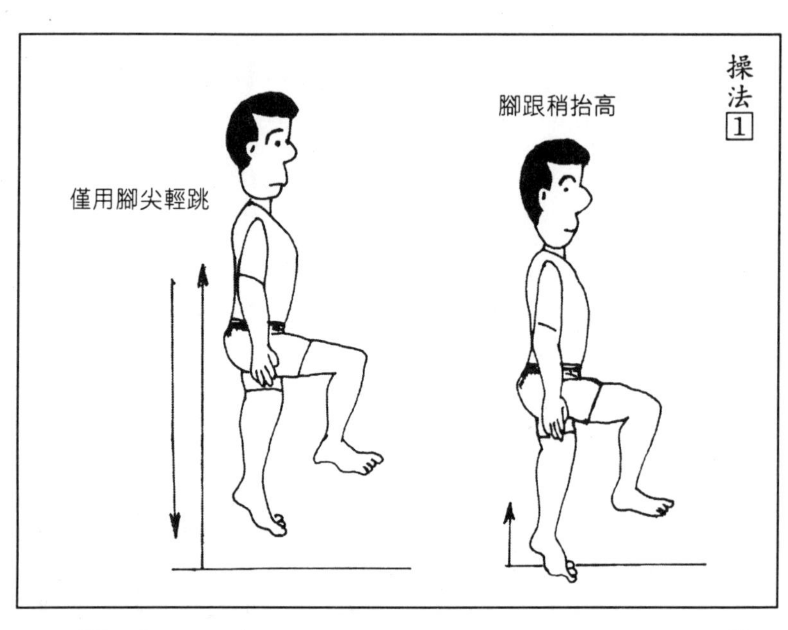

●操法——1

①兩腳併攏站好。
②背肌伸直，挺胸。
③右腳輕輕舉起，僅用左腳站立。
④左腳腳跟稍抬高。
⑤輕跳十五次。**僅用腳尖跳躍**。
⑥右腳亦做同樣動作。

【要點】

以腳尖跳躍，能使大腿肌肉增加彈力，肛門的括約肌亦能變柔軟。

剛開始做時會感覺易疲倦，但不要太過勉強，每天做一些。自然地能強健腰腿。

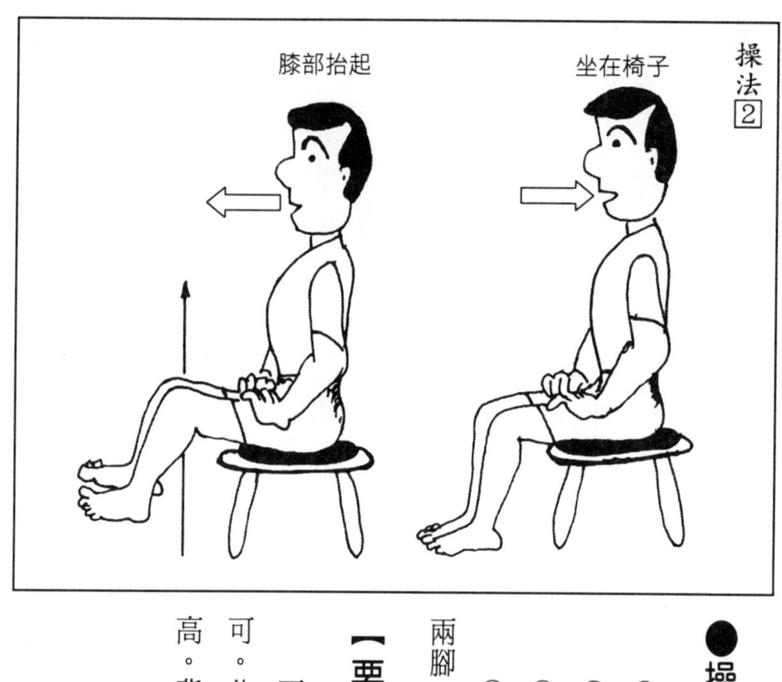

●操法──②

①坐在椅上，兩腳靠攏伸出。
②背肌伸直，深深吸口氣。
③慢慢的呼氣，兩膝向上抬高。
④呼完氣後，放鬆全身力量，放下兩腳。

【要點】

不一定要坐在椅子上，坐在床上亦可。此時兩腳伸好，由腳尖至腳全部抬高。**背部蜷縮效果更好。**

陽痿

和動物一樣，人具有繁衍後代的本能。「食、色，性也」，食、色旺盛，也是氣力、體力充沛的表現。昔謂「英雄好色」，實在是有其道理的，對於性的慾求是氣力、體力的象徵。

若是氣力即精神活動旺盛的話，決不會陽痿的。但在現今複雜的社會，日常生活上易蓄積緊張、壓力，精神活動也變萎縮。因此，並非只有老人，很多年輕人也因陽痿而困惱。

患陽痿的另一個原因是體力衰退。和古代奔馳於原野、山上的生活不同，我們現在多過辦公桌式的生活，所以體力衰退了，特別是生殖器附近的股關節變得不柔軟，生殖機能衰弱，所以導致陽痿。

要治療陽痿，必須調整呼吸，不蓄積壓力，使精神活動旺盛。同時做恢復股關節柔軟，提高生殖機能的操法。

常謂「相撲力士性慾強」。所以，要反覆多做高舉兩腳用力踏地的動作（相撲力士賽前準備動作），使股關節變柔軟。

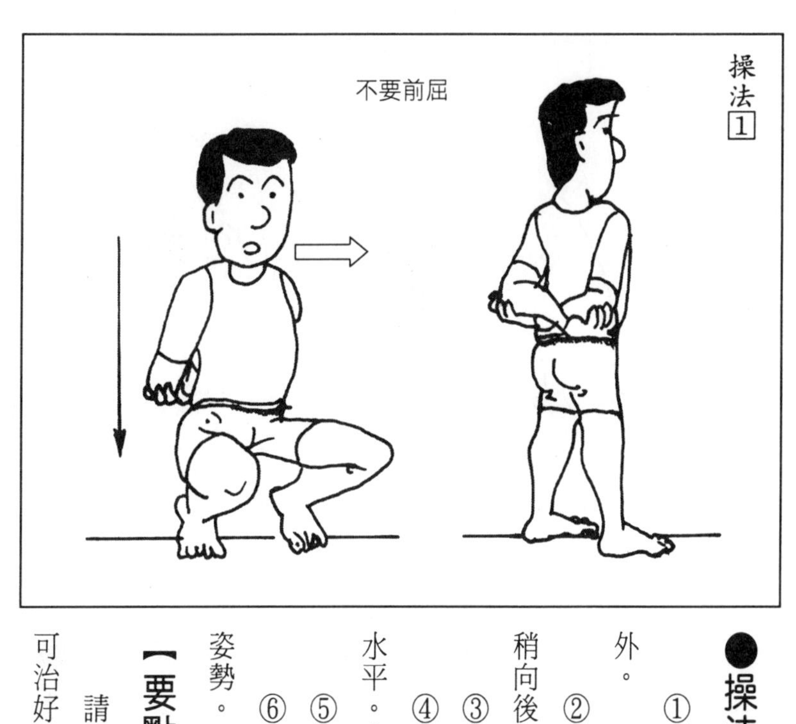

●操法——1

①兩腳比肩稍寬張開，腳尖稍微向外。

②兩手臂放於背後，手肘重疊，腰稍向後。

③背肌伸直，吸氣。

④**一面慢慢的呼氣，蹲下**，大腿成水平。此時不要向前彎曲，挺胸。

⑤仍做此姿勢，吸口氣。

⑥一面慢慢的呼氣，站好恢復原來姿勢。

【要點】

請反覆做五次，股關節柔軟後，就可治好陽痿。

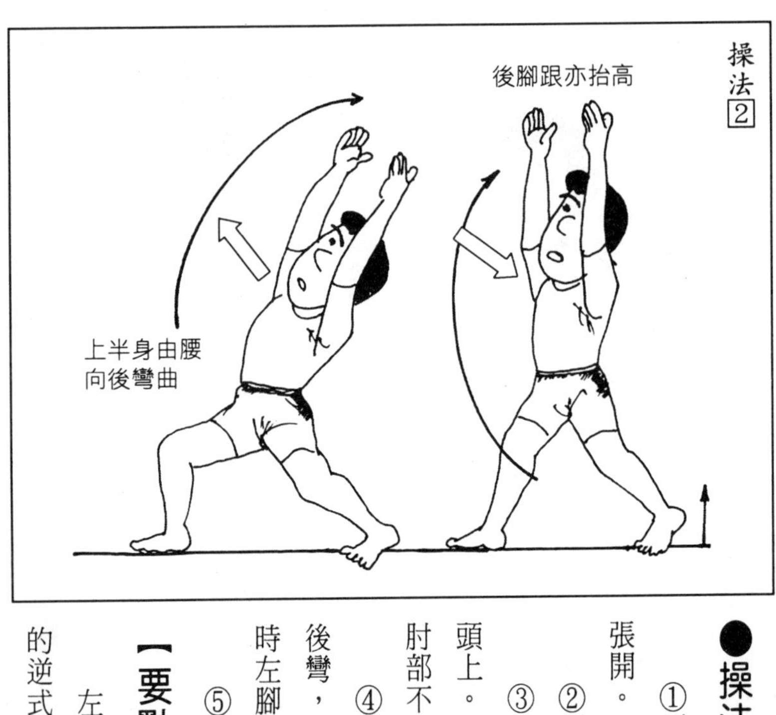

●操法——2

①兩腳向前伸出，兩腳大大地前後張開。

②兩膝不要彎曲，背肌伸直。

③一面慢慢的吸氣，兩手由前舉到頭上。此時視線隨指尖移動，臉朝上，肘部不要彎曲，伸直。

④呼氣後右肘彎曲，上半身由腰向後彎，兩手臂放鬆力量，放於體側。此時左腳的膝部不要彎曲。

⑤左腳向前伸出，做同樣動作。

【要點】

左右交互各做兩次，此為提高氣力的逆式呼吸法。

月經痛、月經不順

在人相學上認為，子宮前屈後屈的女性，臉上的人中（鼻梁）一定彎曲。為月經痛、月經不順而煩惱的女性，自己照照鏡子仔細看看。若是鼻梁歪曲的話，一定是子宮前屈或後屈。

子宮並非固定著的，其前後的膀胱或直腸蓄滿尿或便，因體位的移動，骨盆內的一定範圍內會向前或後移動，多少位置會有點變動。

但容納子宮的骨盆若歪曲時，子宮就超過一定的範圍向前或後的移動，位置完全改變。就是子宮前屈或後屈了。若放任不管，不僅只會帶來月經痛或月經不順，而且會變成不孕症或難產。

而女性的月經痛，月經不順等症發生的原因，都是骨盆歪斜所致。月經痛雖可用鎮痛劑一時來止痛，但只是麻痺神經而已，若不治好骨盆的歪斜，就無法做根本治療。每天做治療骨盆歪斜的操法，就可治好子宮的前屈或後屈，而月經來時的不快感也消失，心情會變舒暢多了。

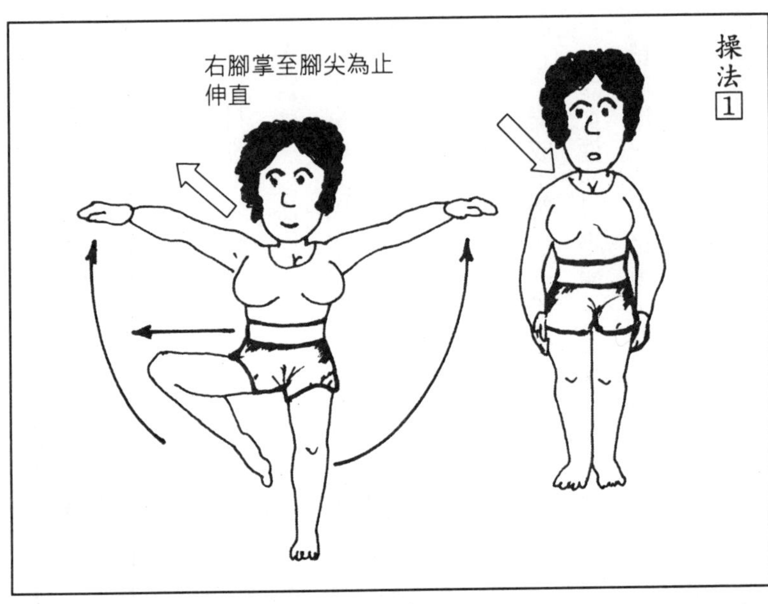

●操法——1

①兩腳靠攏站著，兩隻手臂伸直貼於身體。

②一邊吸氣，背肌伸直。

③一面慢慢的呼氣，兩手臂橫伸上舉。同時**右膝斜斜抬高**。此時右腳掌伸直，腳尖朝下。**左腳不要彎曲，以為平衡**。

④呼氣後放鬆全身力量，兩隻手臂及右腳放下。

⑤左腳亦做同樣動作。

【要點】

左右交互各反覆做二次。僅在月經來的前後來做，亦能發揮效果。

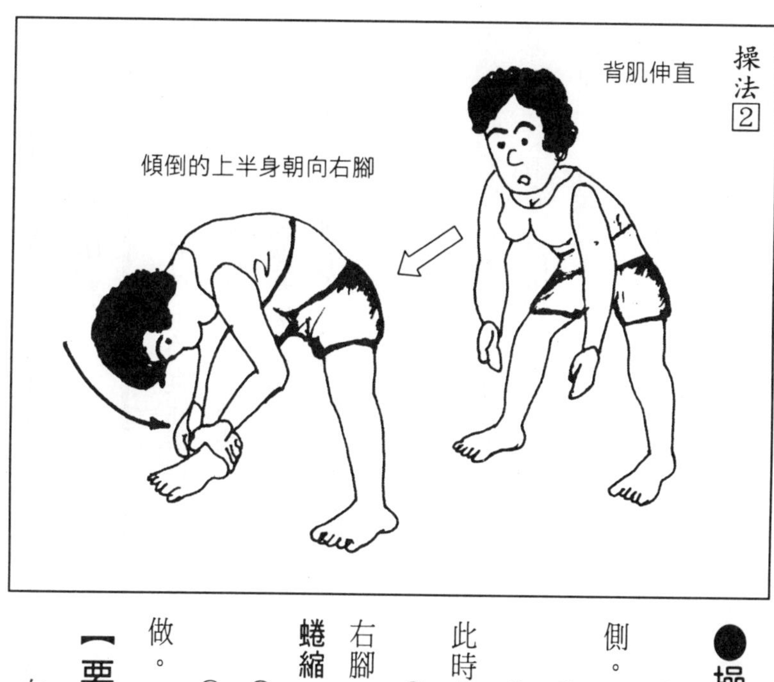

●操法——2

①兩腳比肩稍寬站開，腳尖稍向外側。

②一邊吸氣，背肌伸直。

③一面慢慢呼氣，上半身向前傾，此時背肌不要彎曲。

④用兩手抓住右腳踝，下半身朝向右腳，此時**兩膝不要放鬆，背部亦不能蜷縮**。

⑤一面慢慢的吸氣，上半身挺起。

⑥做同樣動作，上半身朝向左腳來做。

【要點】

左右交互反覆做五次。

子宮肌瘤

由子宮肌層所發生的良性腫瘍，稱為子宮肌瘤。子宮瘤、硬塊、腫物等都是子宮肌瘤。子宮肌瘤以四十歲後的患者較多，三十歲層的也不少。此症的特徵是，膀胱受到壓迫，尿意頻繁或腸部受到壓迫而成便秘，此外還會腰痛。

特別是不孕率非常高，需要特別注意。肌瘤發生後，子宮腔歪斜，內膜分泌變多，受精卵著於內膜難於發育。

子宮肌瘤發生的原因，尚未明確知道，僅知由卵巢分泌的卵胞荷爾蒙與子宮肌瘤的增殖有密切關係。即由卵巢分泌的卵胞荷爾蒙減少時，肌瘤就變小。或是在卵胞荷爾蒙不分泌的思春期前與停經期後，不會發生子宮肌瘤。所以，子宮肌瘤發生的原因，可說是骨盆歪曲，導致卵巢機能障礙，大概是卵胞荷爾蒙的分泌不能控制才發生的。

女性站著工作或僅用身體部分活動工作的人，骨盆容易歪斜。

做安定精神矯正骨盆歪斜的操法，自然就可治好子宮肌瘤。

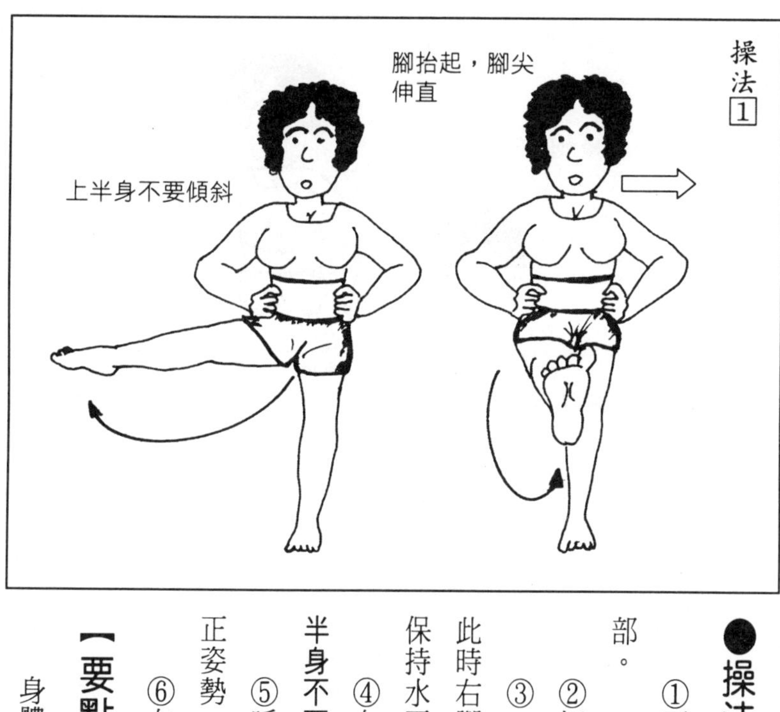

●操法——1

①兩腳併攏站著，兩隻手臂按於腰部。

②挺胸，深深的吸口氣。

③一面慢慢呼氣，右腳向前抬伸。此時右腳膝部、腳尖要伸直，右腳與地保持水平。

④右腳儘量由前向右轉動。此時上**半身不要傾斜，背肌伸直**。

⑤呼氣後，右腳恢復原來姿勢。端正姿勢。

⑥左腳亦做同樣動作。

【要點】

身體不能平衡的人可扶著桌子來做。

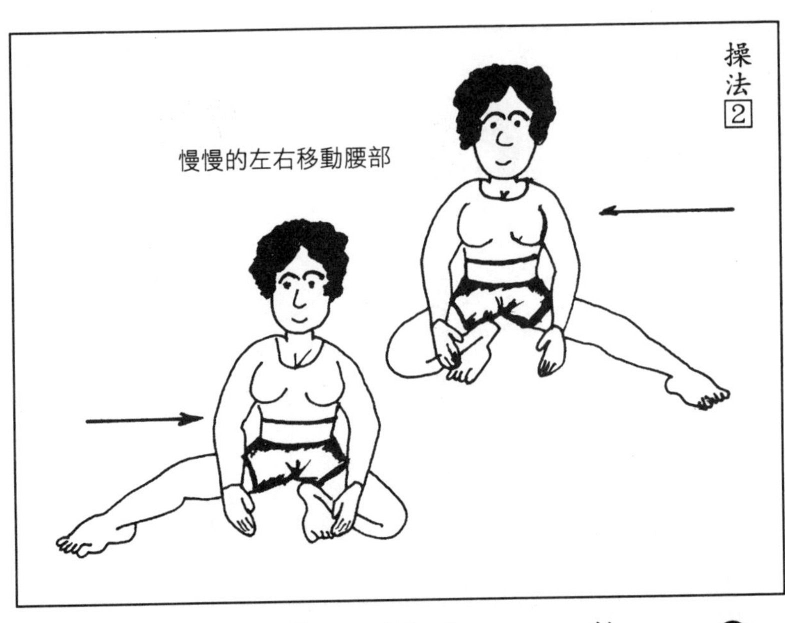

●操法——2

①兩腳儘量廣泛地伸開，兩手臂放於前面。

②右腳腳跟抬起，重心放於右腳。

③右膝慢慢彎曲，蹲下。臀部附於右腳跟。此時**左腳仍伸直，左腳內側不要離地**。

④由右腳跟移動到左腳跟，水平地移動腰部。同時右腳伸直，腳跟觸地，左腳膝部彎曲，腳跟抬起。

⑤慢慢的站起來，恢復原來姿勢。左右交互做五次。

更年期障礙

更年期障礙包含各種症狀，例如容易疲勞、頭昏眼花、發燒、冷感症、頭重、頭暈、耳鳴、腰痛、作嘔等。

更年期障礙症狀的強弱或異常，因日而異，所以大家均漠然視之，這也是更年期的特徵。

一般所謂更年期，是指女性的成熟期至老年期的移轉時期，即以停經為中心的前後數年間，四十五歲前後最多。

在這時期，常引起原因不明的如前所提症狀，謂之更年期障礙。但最近在月經尚未停止的三十歲層女性，也引起同樣症狀。

而更年期障礙真正的原因，也被考慮到是否因精神壓力或不安所致的。的確，停經的女性，因荷爾蒙分泌不平衡，會引起更年期障礙。但若精神安定的話，自律神經會順應荷爾蒙，就不會引起更年期障礙了。

因此，做安定精神的操法，可治好更年期的障礙。

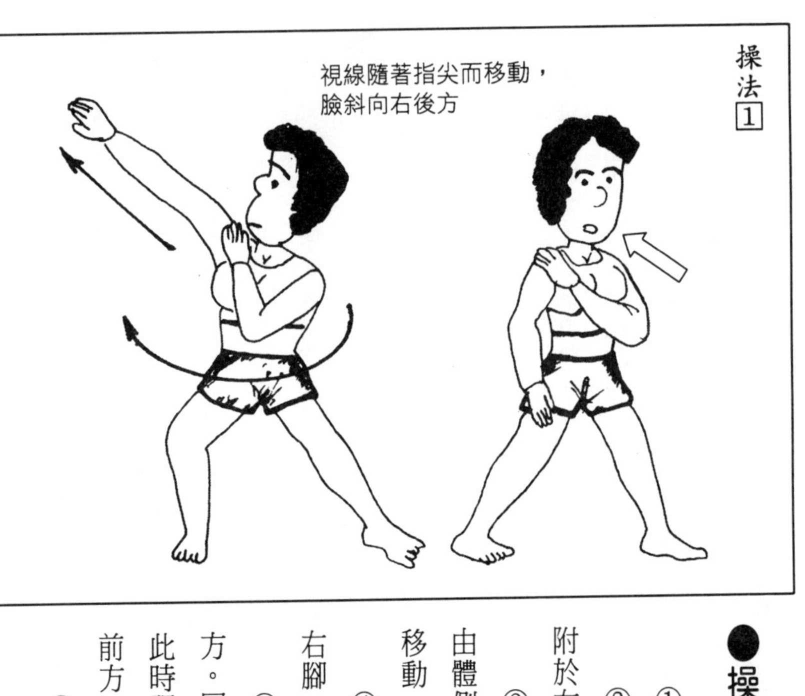

●操法——1

①兩腳靠攏站著，背肌伸直。

②右腳在後，兩腳前後張開。右手附於右肩上，吸氣。

③上半身扭向右後方，同時右手臂由體側向後方斜舉。視線隨右手指尖而移動，臉斜向右後方上端。

④一面慢慢的呼氣，重心慢慢移到右腳，**左腳滑向前**。

⑤一面慢慢吸氣，上半身朝向左前方。同時左臂由下畫半圓向左前方伸出。此時視線隨著左手指尖移動，臉亦向左前方。

⑥一面慢慢呼氣，右手臂由下畫半

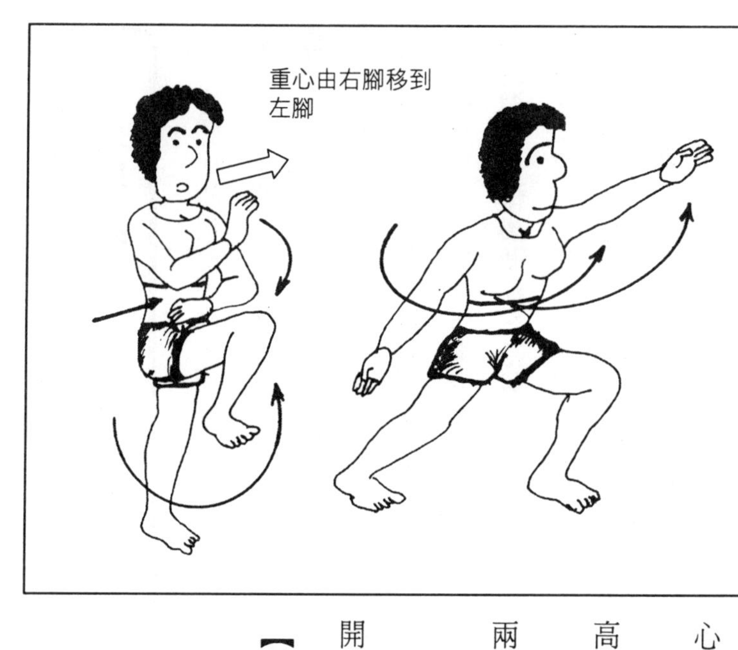

圓向前方伸出。此時左膝慢慢彎曲，重心由右腳移到左腳。

⑦再一邊呼氣，左腳伸出，右膝抬高。此時兩手臂附於身體。

⑧一面慢慢吸氣，右腳放於後方，兩腳前後張開。

⑨同樣的動作反覆做三次。

⑩其次左腳放於後方，兩腳前後張開，同樣的動作反覆做三次。

【要點】

做時動作要大些，背部不要蜷縮。

冷感症

冷感症和怕冷不同，通常下半身腰腿感到寒冷稱為冷感症。因無直接危及生命的危險，所以，定義也很曖昧不清。但它真的是小病而已嗎？這實在是很大的錯誤觀念。

冷感症是導致身體異常的根本原因，特別是一切婦女病，可說都是冷感症帶來的。因為幾乎所有的婦女病都伴隨著冷感症。

從前只是近於更年期的女性患者較多，但現在年輕的女性患冷感症的也不少。因為辦公大樓裏面都有冷氣，所以和昔日相比，夏天比冬天患冷感症的人更多。患冷感症不可視若無睹，應早點治療才好。

冷感症是因寒冷，肌肉收縮，神經和血管受到壓迫而引起的。即自律神經的命令或血液循環，受到阻礙以致如此。

因此，有必要做出汗、緩和汗腺、柔軟腰腿肌肉的操法。汗腺若緩和，肌肉自然就變柔軟。但出汗後要立刻拭去，若不立即拭去會得反效果。

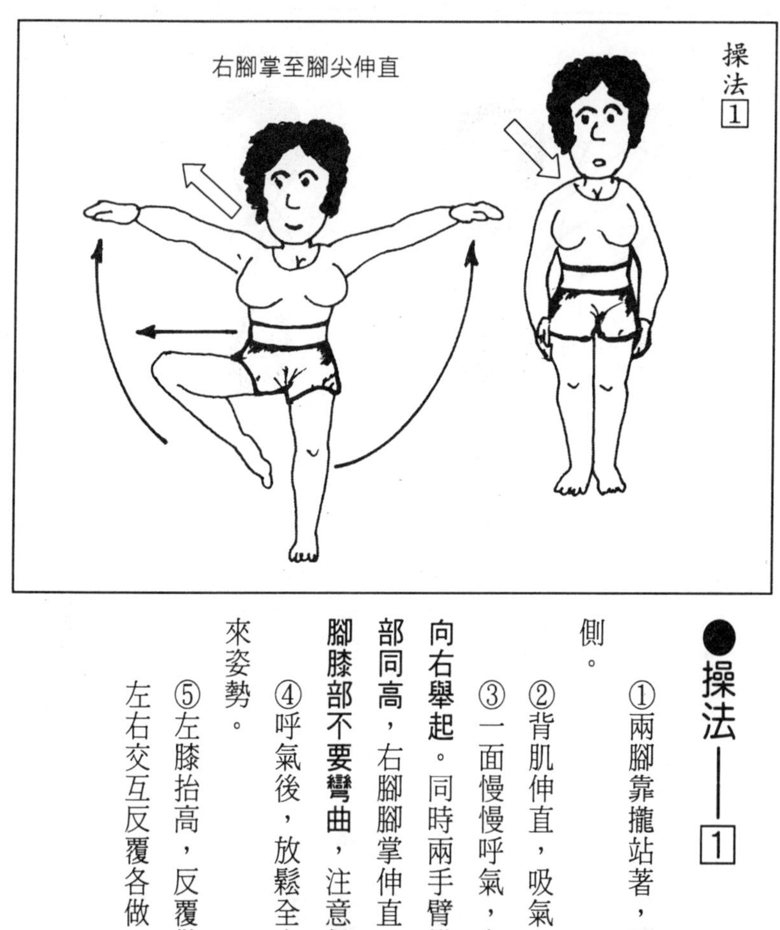

●操法——1

①兩腳靠攏站著，兩隻手臂附於體側。

②背肌伸直，吸氣。

③一面慢慢呼氣，右膝彎曲，**斜斜向右舉起**。同時兩手臂橫伸，**舉至與眼部同高**，右腳腳掌伸直，腳尖向下，**左腳膝部不要彎曲**，注意保持平衡。

④呼氣後，放鬆全身力量，恢復原來姿勢。

⑤左膝抬高，反覆做同樣的動作。左右交互反覆各做二次。

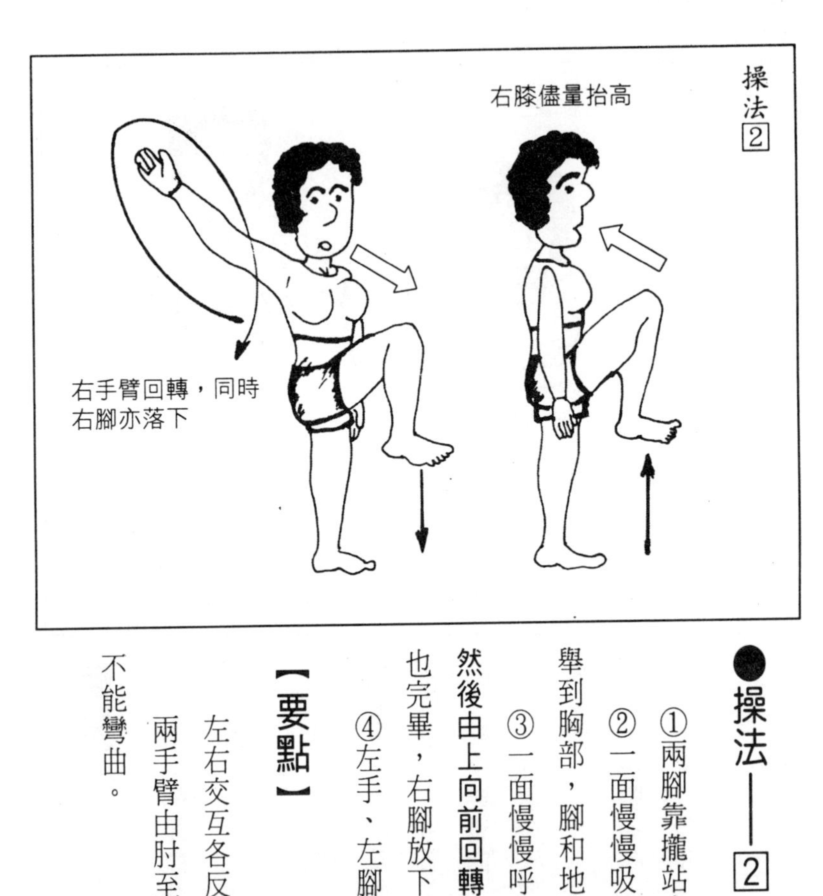

●操法——2

①兩腳靠攏站立，背肌伸直。

②一面慢慢吸氣，右膝抬高，儘量舉到胸部，腳和地成平行。

③一面慢慢呼氣，**右腕由下向後，然後由上向前回轉**。回轉一次後，呼氣也完畢，右腳放下。

④左手、左腳亦做同樣動作。

【要點】

左右交互各反覆做五次。

兩手臂由肘至指尖伸直回轉。背肌不能彎曲。

高血壓、動脈硬化

西醫認為高血壓、動脈硬化用藥物可治好。但中國人不必服用成藥，僅用氣功法（醫療體操及呼吸法）就可治好。其成果廣受全世界的注目。

高血壓或動脈硬化會引起頭暈、耳鳴、頭痛、手腳麻痺等症。更惡化時，則併發腦溢血或心肌梗塞以致死亡。

中醫認為，高血壓與動脈硬化是惡血與水毒所致。惡血，是血液中的膽固醇或糖分等的含量增加，血液受到污染。

水毒，則是體內殘留廢物，污穢的血液及體內廢物，導致了高血壓與動脈硬化。

「惡血與水毒是萬病的根源」，而肝臟與惡血，腎臟與水毒則有密切關係。若能提高這些臟器的機能，惡血與水毒就不會發生。

所以，要治療高血壓與動脈硬化，必須提高肝臟與腎臟的機能。使包含肝臟及腎臟的中腹及腰柔軟，機能自然就能提高。這樣即可治好高血壓及動脈硬化。

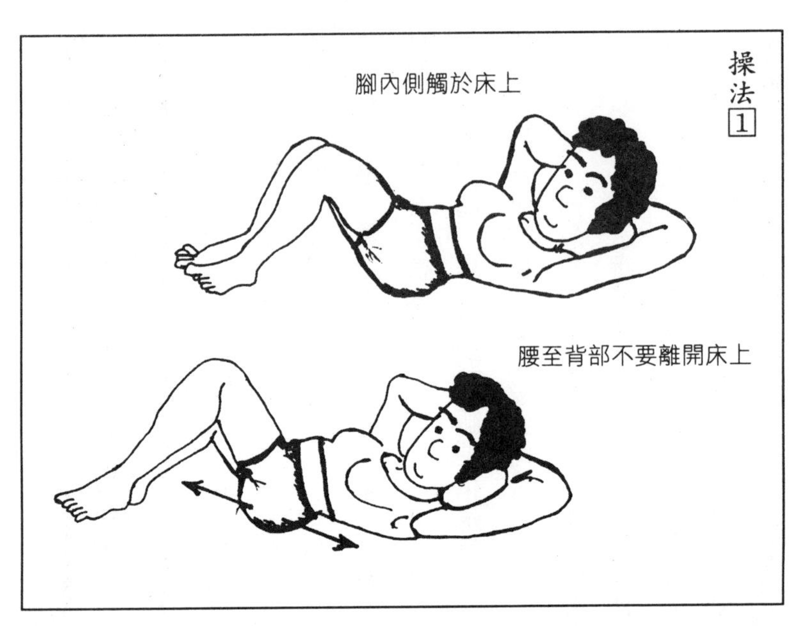

●操法——1

①仰躺於床上。

②兩手重疊放於頭部後邊。兩腳膝部靠攏，腳內側著於床上。

③頭抬起，**顎部觸於胸**。

④**腰至背部不要離開床**，腰部左右彎曲搖動二十次。此時臉朝上來做。

【要點】

不必注意呼吸亦可。造成高血壓的原因之一是，背部或頭部酸硬，肌肉收縮，酸硬部分壓迫自律神經，血壓就上升。

藉著搖動腰部能消除酸硬，自然就治好高血壓。

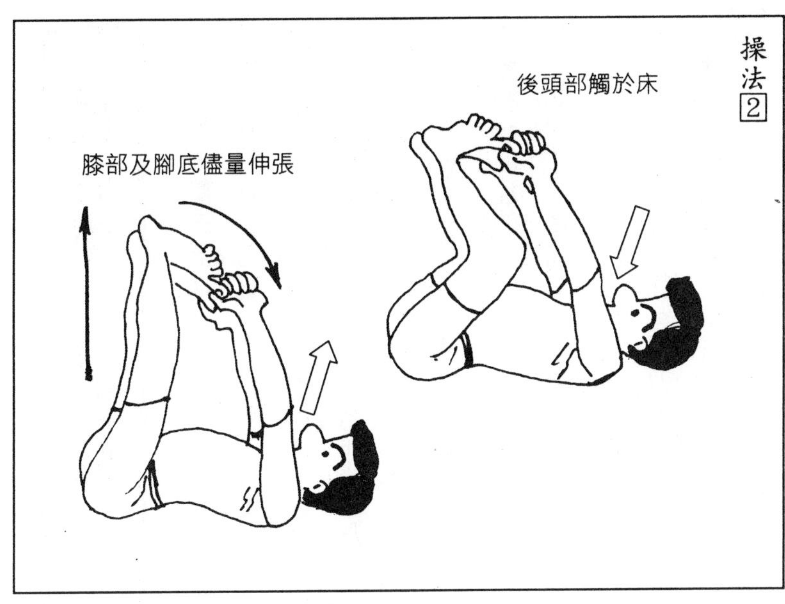

●操法——2

①仰躺於床上。

②身體彎曲，兩腳伸向頭上，此時兩手抓著左右腳的大拇趾。兩膝不伸直亦沒關係，頭部後面觸於床。

③慢慢的吸氣。

④一面呼氣，膝部伸直，此時腳內側亦伸直至感到疼痛為止。

⑤呼氣後，放鬆全身力量，膝部及腳底亦放鬆。

【要點】

做十次。此操法能夠使腳內側至大腿、腿肚的肌肉柔軟，末梢神經的血管亦會變柔軟。能治高血壓及動脈硬化。

低血壓、貧血症

患低血壓或貧血症的人，也常會出現各種症狀。例如，耳鳴、失眠、偏頭痛、肩酸、疲勞感、倦怠感，或胸部有壓迫感、打嗝、胸口難受、食慾不振等症狀。其他手腳顫抖、多尿、夜尿、月經不順等症狀也會出現。

而低血壓和貧血症的人共通特徵為，皮膚鬆弛、無彈性。皮膚的彈性對於促進血液循環有極大功用。皮膚鬆弛時，血液循環就不良。另一個特徵是，反射神經遲鈍。低血壓時，由於血液不能充分送到身體各部分，身體感覺也就遲鈍。因此，低血壓和貧血症的人，均是血液循環不良。

如何才能使血液循環變好呢？

必須做提高心臟血管系統機能，培養體力的操法。內臟機能變旺盛、心臟機能強化，皮膚、肌肉就有彈力，能促進血液循環。

只是要根本改善體質，必須花費時間，不要急躁，繼續做下去才有成果。

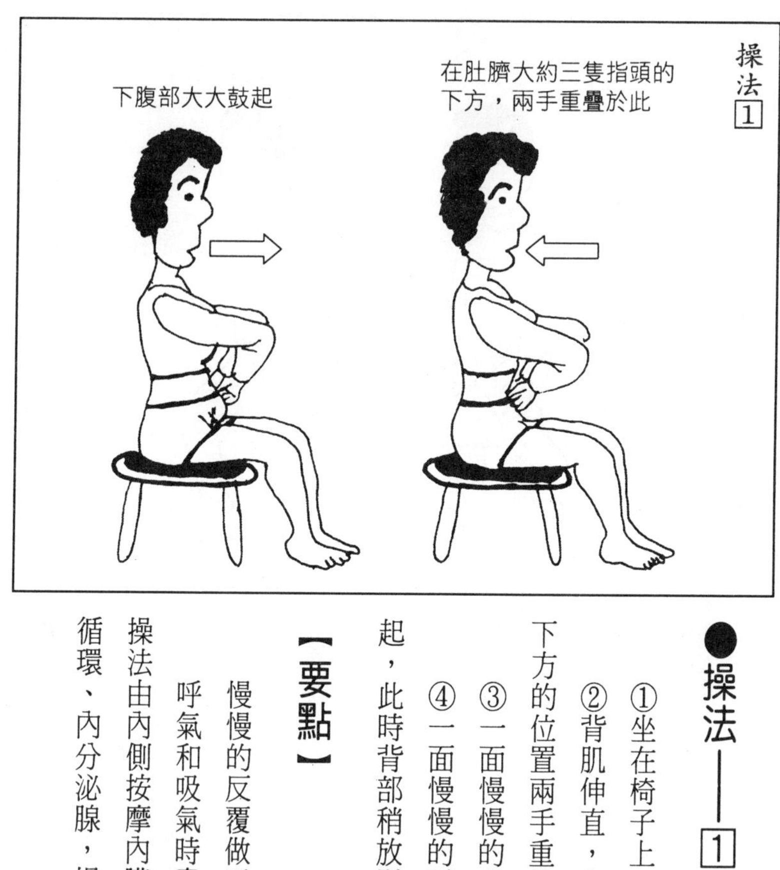

●操法——1

①坐在椅子上，或坐在床上亦可。

②背肌伸直，在肚臍大約三根指頭下方的位置兩手重疊。

③一面慢慢的吸氣，下腹部收縮。

④一面慢慢的呼氣，下腹部大大鼓起，此時背部稍放鬆力量。

慢慢的反覆做五次。

【要點】

呼氣和吸氣時**意識集中於腹部**，此操法由內側按摩內臟，調整血壓及血液循環、內分泌腺，提高其機能。

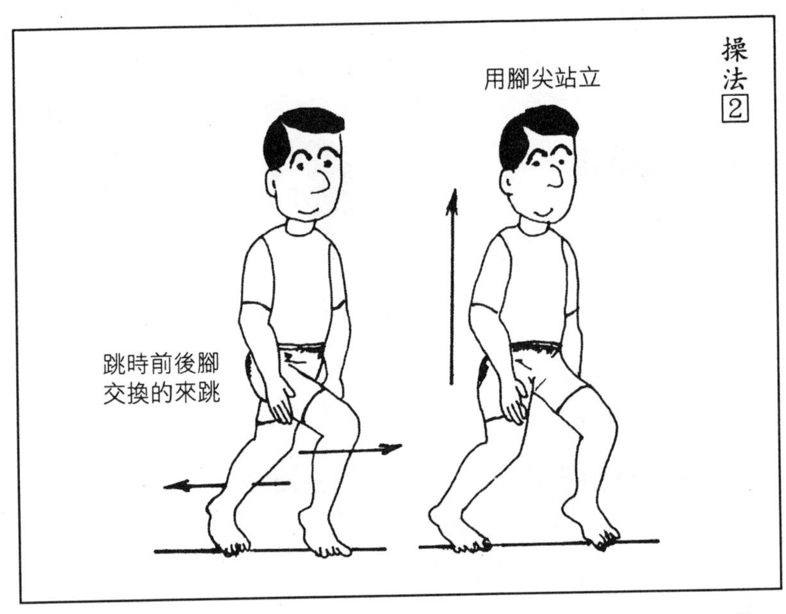

●操法——2

①兩腳前後張開，兩手臂附於體側。

②兩腳腳跟稍抬高，用腳尖站立，姿勢放輕鬆一點。

③膝部彎曲跳躍，前後腳交換，此時腳底不要觸於地，僅用腳尖跳躍。

【要點】

反覆的做十次。剛開始時輕輕地來做，習慣了之後兩腳前後大大地張開來做。

藉著跳躍使全身變緊張。放鬆與緊張反覆地進行，使血管變柔軟，血液循環更佳。是適合低血壓者的操法。

氣喘、心悸

「胸部撲通地不安的跳個不停」，就自認為得了心臟病，那未免過於武斷。因為我們在吃驚、感到羞恥、不安時，胸部都會跳個不停的，此種心悸只是精神緊張所造成，心臟並無異常，不必擔心。

但是，如果在桌上靜靜讀書時或會議中，突然發生心悸或氣喘，那就糟了。即使心臟沒有異常，也不能不擔憂的。

氣喘、心悸者的特徵，是精神緊張、不安而神經過敏。書架零亂、或灰塵落下等一些芝麻小事，就擔心而心跳加速。像這樣的人為了安定情緒，可做呼吸法的操法來治療。

另一個特徵，是頸骨歪斜。調整心臟的神經，通過人體頸部第七號頸椎。若是此處彎曲，神經受到壓迫時，就會心悸、氣喘。因此，做治療頸部歪曲的操法，可治療心悸、氣喘。

當然，體力衰弱或老化，也是根本原因之一，平時要做增強體力的運動。

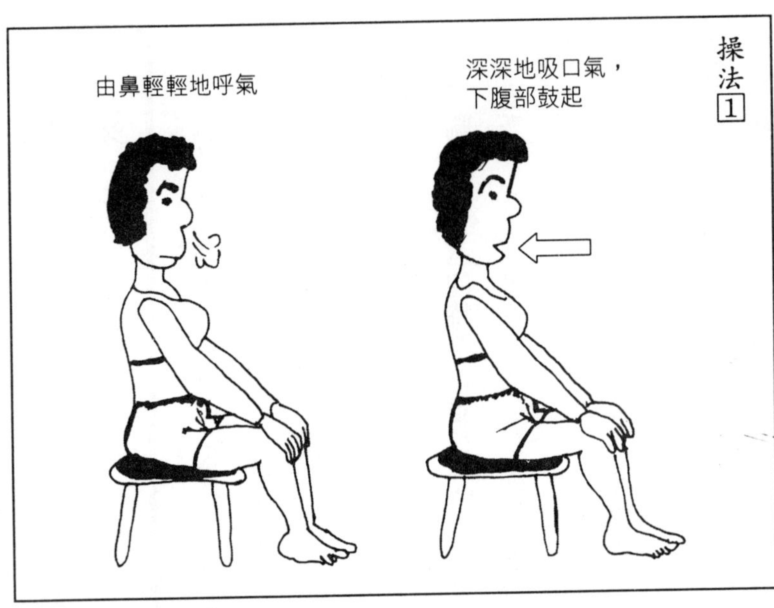

●操法——1

①坐在椅子或床上，兩手放膝上。
②放鬆兩肩的力量，背肌伸直。
③**一面慢慢的吸口長氣，下腹部鼓起。**
④吸完氣後，**從鼻中輕輕呼氣。**
⑤停止呼吸一～二秒，下腹部稍微用力。
⑥一面慢慢的呼氣，下腹部內縮。
⑦呼氣後，稍停止呼吸一～二秒。

【要點】

反覆的做五次。

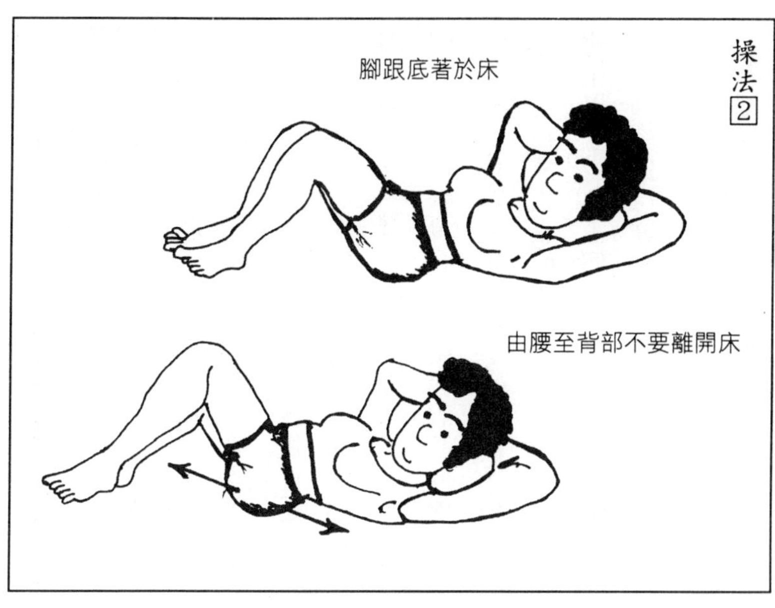

●操法——2

①仰躺於床上。

②兩手重疊放於頭部後面，兩腳膝部靠攏，腳底全部觸於床。

③頭抬起，顎部著於胸。

④從腰至背部不要離開床面，腰向左右扭轉二十次。此時，臉朝上來做。

【要點】

呼吸不必特意地做也沒關係。就寢前或在床上做，效果顯著。

配合治療蓄膿症的操法來做，對於矯正身體的歪斜很有效。

心臟病

心臟的機能，和心情或精神狀態有密切的關係。

例如：患心臟病的人，多數是胸襟狹小的，在乎別人所說的話或眼神，以致心臟緊縮。或是容易受驚，心臟反應過敏。

反之，心胸開闊的人不容易患心臟病。氣量狹小的人胸部狹窄，在七號頭椎所出現的神經（調整心臟的自律神經）受到壓迫，所以心臟變成不正常。但胸襟開闊的人一直挺胸，心臟能順暢的發揮機能。

心肌梗塞或狹心症等心臟病，與心情有關，若能安定精神治好神經過敏，心臟的疾病自然也就能治好。因此，平時要矯正姿勢，下腹部用力，做深呼吸運動。若能做以呼吸為主的操法，就能安定精神，心情也變開朗。

有位公司負責人，做呼吸操法後，僅兩個月，狹心症就不再發作。他以前常發作，被送進醫院，現已治好。他狹心症發生的原因，是因工作上的緊張、壓力等，心胸變開朗後，心情極為愉快。

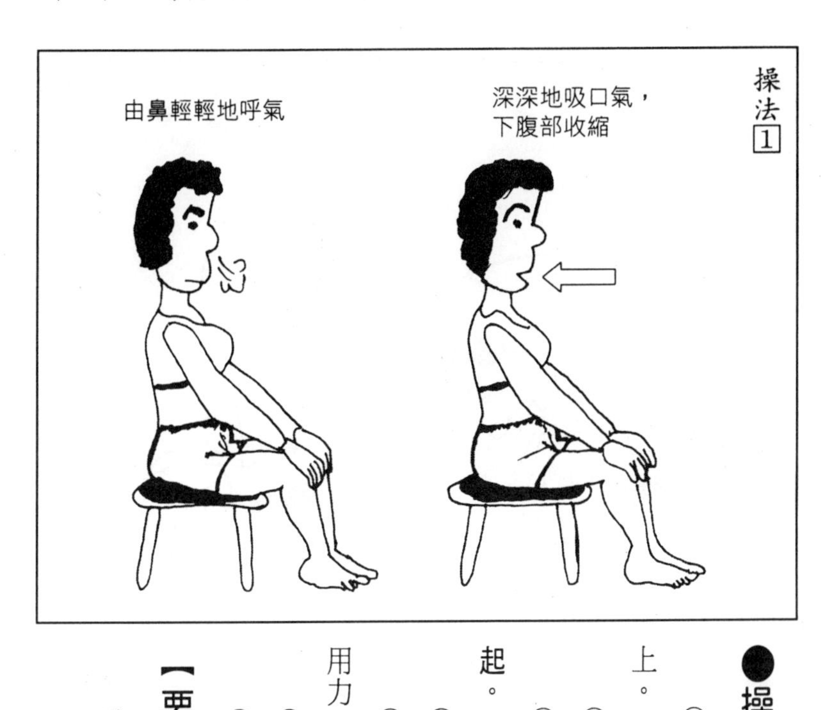

●操法——1

①坐在椅子或床上，兩手輕放於膝上。
②兩肩放鬆力量，背肌伸直。
③**一面慢慢的吸口長氣，下腹部鼓起**。
④吸完氣後，**由鼻中輕輕呼氣**。
⑤停止呼吸一～二秒，下腹部稍微用力。
⑥一面慢慢的呼氣，下腹部收縮。
⑦呼氣後，再停止呼吸一～二秒。

【要點】

請反覆做五次。

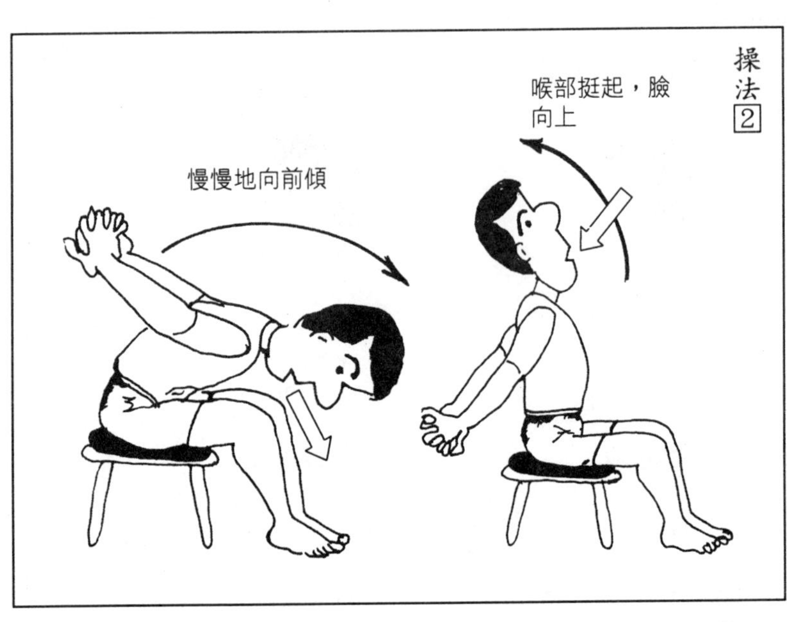

●操法——2

①坐在椅子或床上。

②兩手手掌合在一起放於背後，此時，兩肘伸直。

③背肌伸直，深深吸氣。

④喉部挺起，臉向上。

⑤一面慢慢呼氣，上半身向前傾，胸部觸於膝部，此時背部不要蜷縮。

⑥呼氣後，放鬆全身力量。

⑦一面慢慢的吸氣，上半身挺起。

【要點】

請反覆做五次。

中風後遺症

中風是腦動脈引起腦溢血，或腦動脈引起腦栓塞的病症。發生障礙的血管，血液無法運送於此，於是一部分腦組織壞死，而殘留了各種後遺症。

腦溢血，是人到中年後因高血壓、動脈硬化所引起的較多。而腦栓塞，則是由心臟瓣膜症、心肌梗塞等心臟疾患，所引起的較多。

腦是支配人體機能的「中樞機關」。知覺和運動，維持生命的器官均由腦下達命令，統一平衡，使身體各部活動。

若是腦的一部分壞死，就會突然失去意識。即使意識能夠恢復，手腳也沒辦法動，臉部痙攣，身體變得不自由。

而腦和身體各部機能，藉神經來連結，強化彼此間的關係。因此，手腳變成不自由的人，要做使手腳充分伸、縮的運動，提高末梢神經的機能，以謀修復腦部。請將意識集中於有後遺症的障礙地方，做提高末梢神經機能的操法。

一天做五分鐘或十分鐘，不要太過疲勞，每天繼續做下去，後遺症一定能消除。

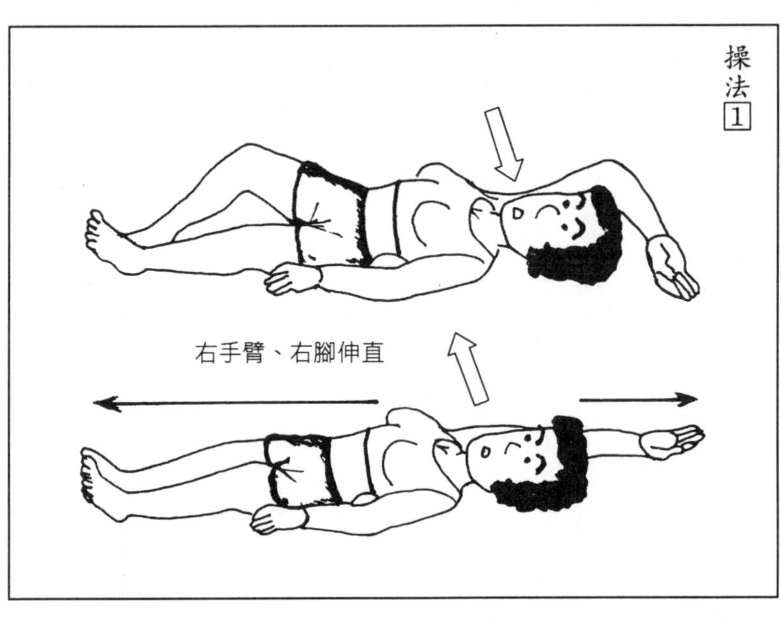

●操法——1

①仰躺於床上。

②右手臂配合頭部，手肘彎曲，左腕附於體側。

③右膝直立，深深的吸口氣。

④一面慢慢的呼氣，右手臂伸直。同時右腳至腳尖為止也要伸直。但**左手臂及左腳不要用力**。

⑤呼氣後，放鬆全身力量。

⑥左手臂、左腳亦做同樣動作。

【要點】

左右交互各做七次。感到疼痛時就停止。

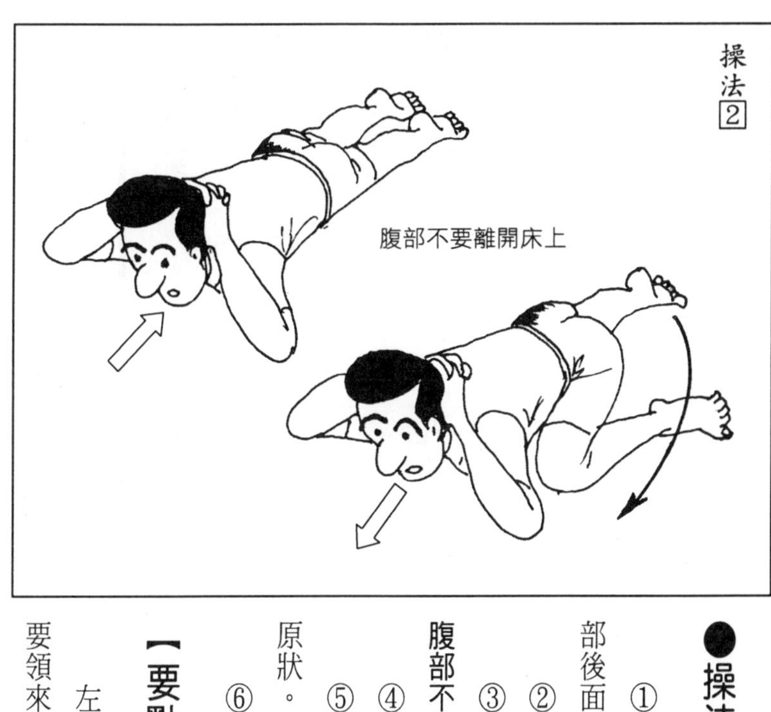

●操法——2

①腹部貼於床上，兩手重疊放於頭部後面。

②深深的吸口氣。

③一面慢慢的呼氣，右膝彎曲，但**腹部不能離床**。

④呼氣後放鬆全身力量。

⑤一面慢慢吸氣，彎曲的膝部恢復原狀。

⑥左腳亦做同樣動作。

【要點】

左右交互各做五次，以匍匐前進的要領來做，但不要太過勉強。

肥胖

太過肥胖的人稍微動一下就氣喘如牛或心悸，血壓或血液循環變得不正常。因為脂肪壓迫心臟或血管的緣故。

看過馬拉松選手的就知道。馬拉松是非常消耗精力的運動，我們一天所吸收的養分，短時間內就用盡。

那樣需要體力的馬拉松選手，是具有什麼樣的體格呢？不可思議的都是瘦削型的人，肥胖的人非常少。由此可知，太胖對體力或精力來說，反而成負的比例。

因此，有的人就趕快做減肥體操或食療法，但因虐待身體，反而有害健康。

太胖的原因，是脂肪的代謝異常，與熱量攝取過多。若是能提高內臟的機能，特別是提高肝、腎的機能，使營養代謝順暢，就可治好肥胖症。

太胖時，先是腹部周圍多贅肉，進而腋腹、肋骨下附近也生贅肉。

若能做消除中腹部贅肉及提高肝臟、腎臟機能的操法，每天無間斷的做下去，身體就可變得苗條。

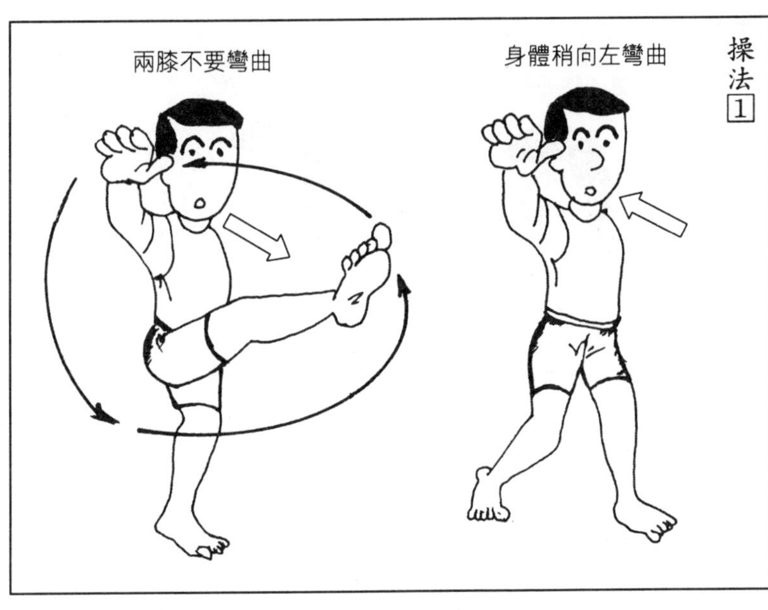

●操法——1

①左腳向前，兩腳前後張開，右腳以腳尖站立。

②兩隻手臂自然放於體側，背肌伸直。

③右手臂向前水平伸直。手掌向下。

④深深的吸口氣，身體輕輕地向左扭轉。

⑤深深地呼氣，右腳踢到右手手掌高度。此時兩膝不要彎曲。

【要點】

左右交互反覆各做五次。

此操法能消除中腹部的贅肉，使身體變得自然均稱。

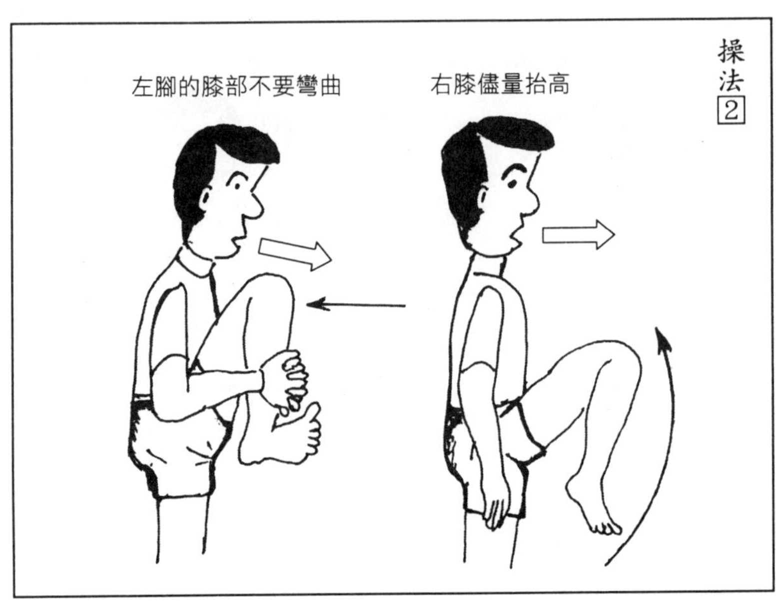

●操法——2

①兩腳靠攏站著。
②深深地吸口氣。
③一面慢慢的呼氣，右膝抬高。
④兩手抱著膝部，膝蓋觸於胸。此時左腳膝部不要彎曲，要伸直，上半身稍微向前彎也沒關係。
⑤呼氣後，腳放下，端正姿勢。
⑥深深地吸口氣。
⑦左腳亦做同樣動作。

【要點】

左右交互各做十次，中腹部放鬆來做。

太瘦

雖然沒有營養不良，但身體過瘦的人也很多。和肥胖一樣，太瘦的人也是容易患各種毛病的，例如怕熱、怕冷，無論做什麼事立刻感到疲勞，體質虛弱。

太瘦是因胃腸等消化器官衰弱而引起的。食慾不振。即使吃得多些，食物也無法完全消化，營養無法吸收所以身體瘦弱。和食慾旺盛的肥胖者恰恰相反。

身體瘦弱的人，其特徵是腹部硬固、無彈力，所以，消化器官受到壓迫，機能衰退。

身體過瘦的人，請做使腹部柔軟的操法，下腹部作深呼吸，能夠安定精神、氣力，體力就會充沛。

或是摩擦腳的「足三里穴」。足三里穴在脛骨的外側，自古以來即以提高胃的機能，消除疲勞的穴道而著名，請摩擦至皮膚變紅為止。

當然做使全身流汗，提高新陳代謝的運動也是很重要的。培養體力，是使身體變為強壯的基礎。

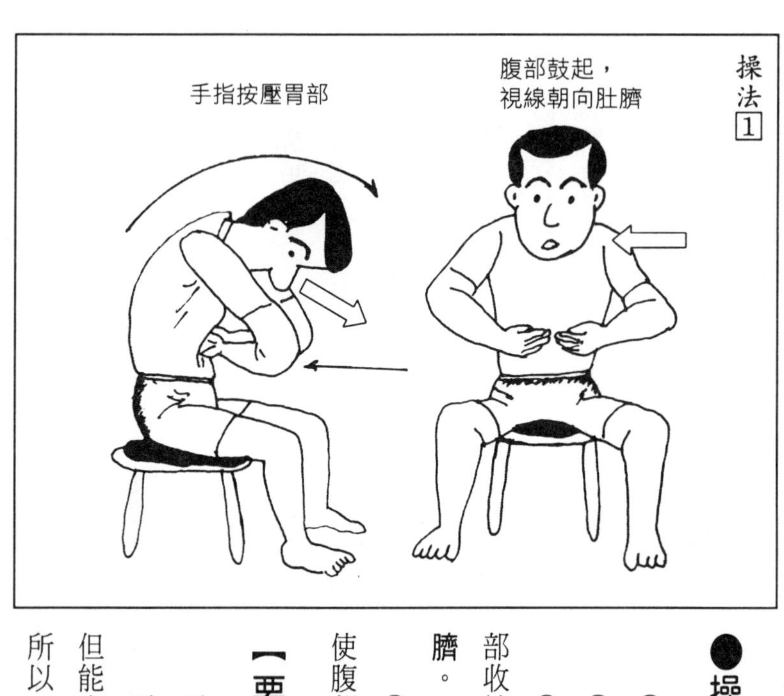

●操法——1

①坐在椅上，兩手指尖按於胃部。

②一邊吸氣，腹部鼓起。

③一面慢慢的呼氣，背部彎曲，腹部收縮。此時**手指壓於胃部，眼看著肚臍**。

④一面慢慢的吸氣，上半身挺起。使腹部鼓起，但背肌不必伸直。

【要點】

反覆做十次。

呼氣時意識集中於腹部。此操法不但能安定精神，因能消除身體的緊張，所以，使胃的收縮運動順暢。

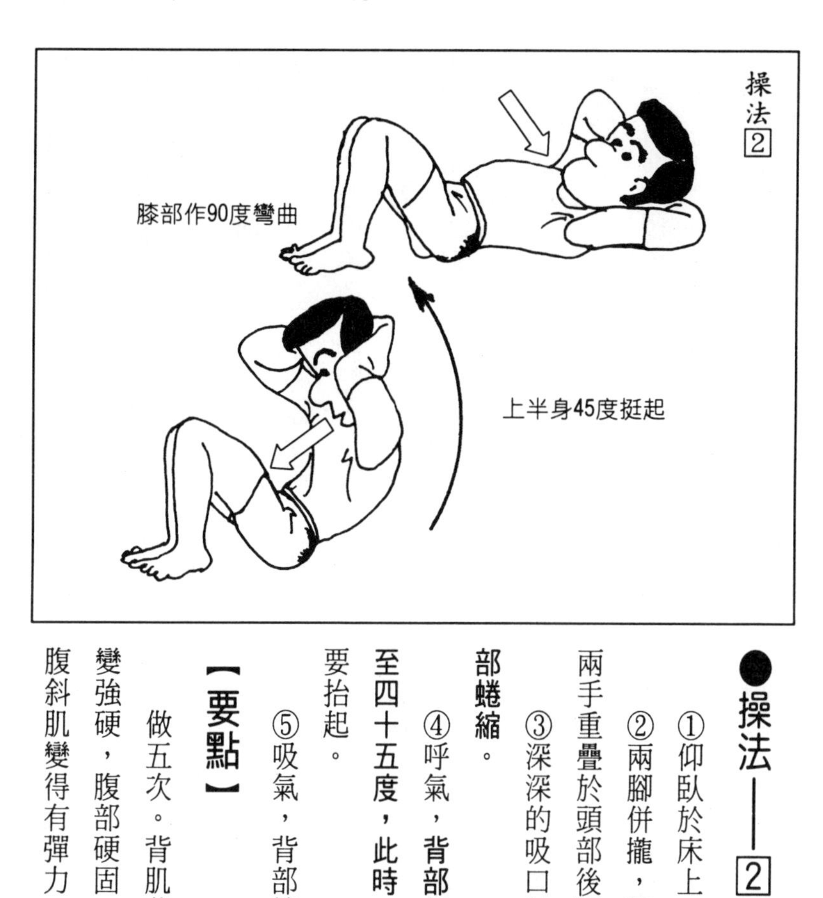

●操法——2

①仰臥於床上。

②兩腳併攏，膝部做九十度彎曲，兩手重疊於頭部後面。

③深深的吸口氣，僅頭部抬起，**背部蜷縮**。

④呼氣，**背部仍蜷縮，上半身挺起至四十五度，此時，眼看肚臍**，兩腳不要抬起。

⑤吸氣，背部躺於床上。

做五次。

【要點】

背肌若伸直，會使腹直肌變強硬，腹部硬固。所以背部蜷縮時，腹斜肌變得有彈力，腹部就能柔軟。

自律神經失調症

心臟或胃腸的機能，是由自律神經支配。自律神經能支配消化、呼吸、循環、物質代謝等機能，總括身體的生理現象。

更詳細的說，自律神經分為交感神經與副交感神經。此二種神經的功能是，交感神經使身體呈活動狀態，副交感神經則使身體呈休息的狀態。

例如對於心臟，交感神經若強力作用時，脈搏變快，副交感神經強力作用時，脈搏變慢。因此人的身體是，因交感神經與副交感神經的平衡而能調和。

自律神經失調，是因這兩個神經不平衡而產生的。其原因是精神的緊張、壓力或不安累積下來導致失調的。當我們不安時，心臟會撲通地跳個不停，任何人均有此經驗。

自律神經失調的人，其特徵是腹部失去彈力，胃的周圍變得硬固，由腹部遍佈全身的自律神經受到壓迫，致使症狀更加惡化。因此，要治療自律神經，必須安定精神，做使腹部柔軟的操法，自然能治癒自律神經失調。

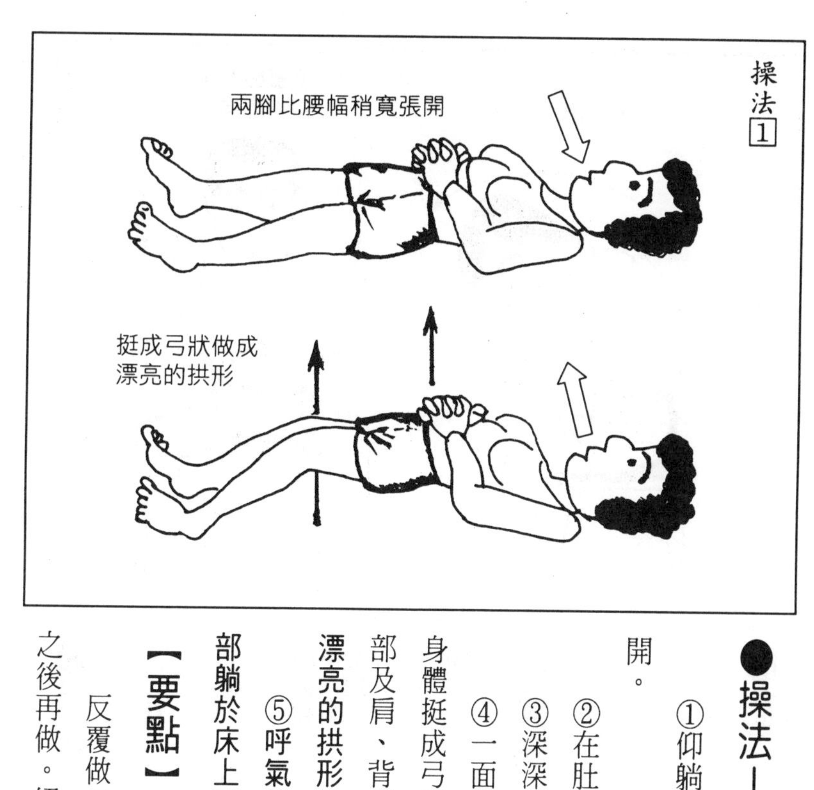

●操法——1

①仰躺於床上，兩腳比腰幅稍寬張開。

②在肚臍上兩手重疊在一起。

③深深的吸口氣，挺胸。

④一面慢慢呼氣，腰及腹部抬高，身體挺成弓形。此時觸於床的僅有後頭部及肩、背部上邊及腳跟等，**身體做成漂亮的拱形**。

⑤**呼氣後，放鬆全身力量，身體全部躺於床上。**

【要點】

反覆做二次。稍微調整呼吸，休息之後再做。絕不要連續做下去。

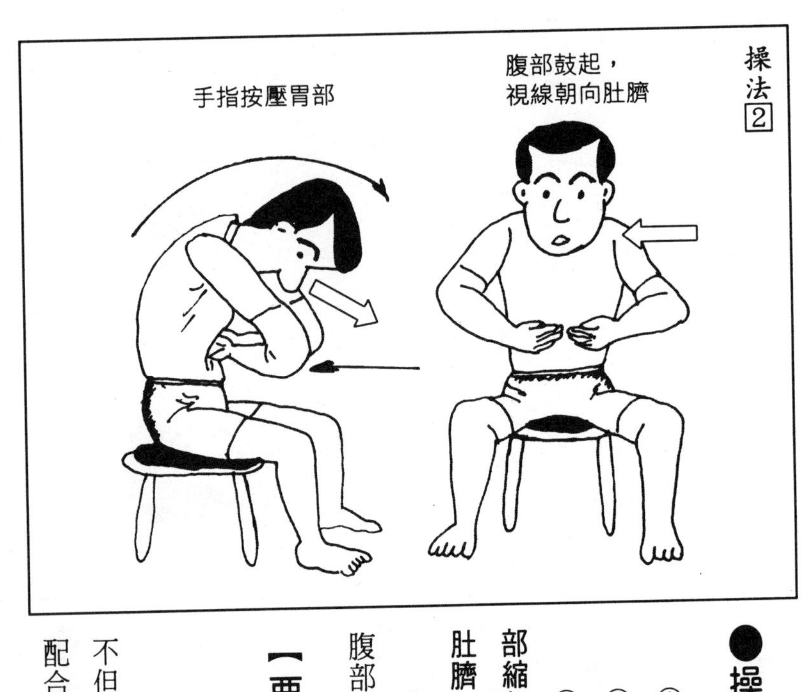

●操法——2

①坐在椅上，兩手指尖按於胃部。

②一邊吸氣，腹部鼓起。

③一面慢慢的呼氣，**背部彎曲，腹部縮起**。此時，手指按壓胃部，**眼看著肚臍**。

④一邊慢慢的吸氣，上半身挺起，腹部鼓起，但背肌不必伸直。

【要點】

反覆做十次。

呼氣時，意識集中於腹部。此操法不但能安定精神又能消除身體的緊張，配合操法1來做效果更佳。

失眠症

根據調查，人不用藥物而能不睡覺，頂多也只能支持兩天。即使叫人在旁邊看著不使我們睡覺，至多也僅能支持一百小時左右。無論如何在第二天已無法照自己的意志來保持清醒的，然後頭腦的機能變鈍，出現錯覺和幻想。由此可知人類是不能不睡的，睡覺與清醒，是我們身體的基本規律。

那麼，為何會引起失眠症呢？

那並非指不睡覺，而是受「睡不著覺」的痛苦。每天睡覺八小時的人，若受到「睡不著覺的痛苦」，就稱為失眠症。因為有著不在一定時間內睡覺，身體會變壞的觀念，所以想早點睡，卻急躁而睡不著，就是失眠症了。

由此看來，神經質的人或精神不安定的人，患失眠症的較多。因此，失眠症的原因是精神緊張所致。

所以，要治療失眠症，必須消除緊張精神。請做安定精神狀態的操法。

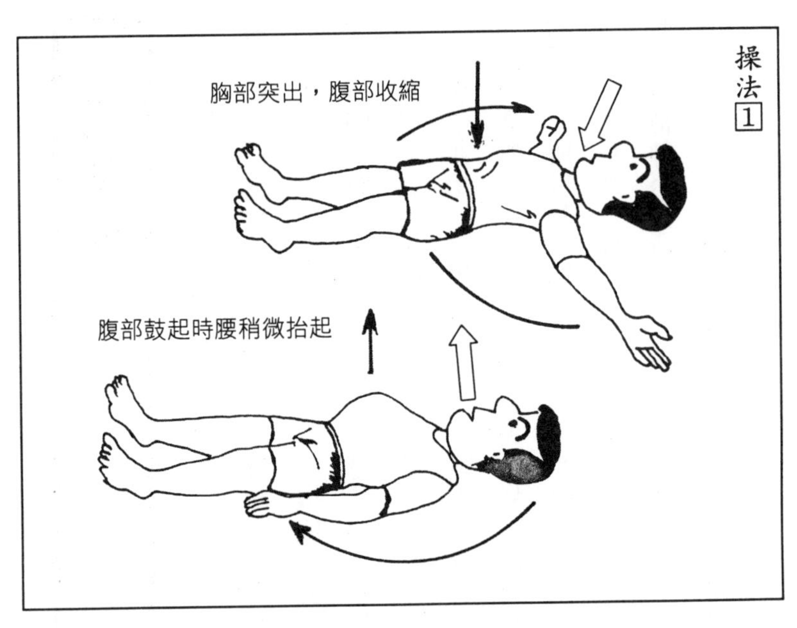

●操法——1

①仰躺於床上，兩腳約與腰幅同寬張開。

②兩手臂放於體側，手掌朝上。

③一面慢慢的吸氣，兩隻手臂橫伸。此時**做出胸部像要向上突出似的動作**。

④一面慢慢的呼氣，腹部鼓起，腰稍微抬起，手掌向下，兩腕附於身體。

⑤呼氣後，放鬆全身力量。

【要點】

反覆做三次。

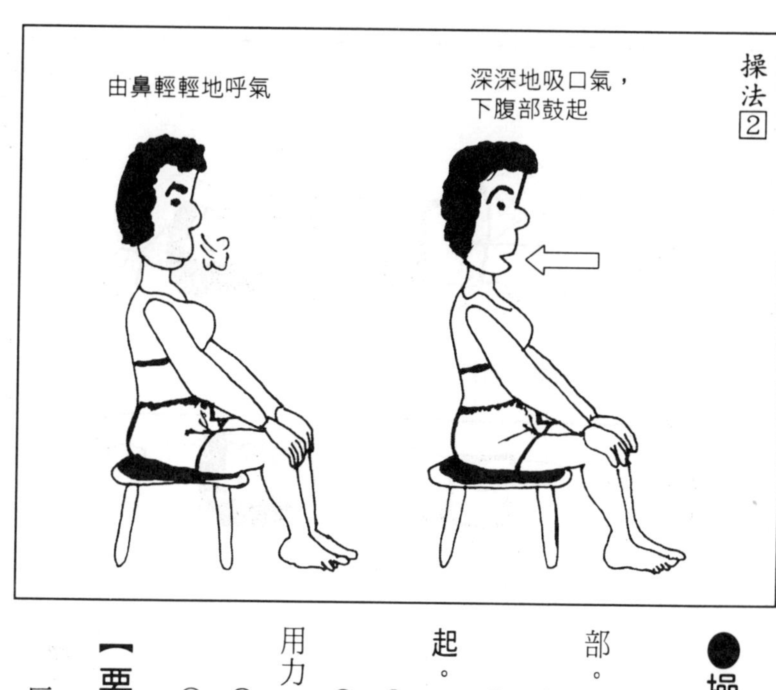

●操法——2

①坐於椅子或床上。兩隻手放於膝部。

②放鬆兩肩，背伸直。

③**一面慢慢地吸口長氣，下腹部鼓起。**

④吸完氣後，**由鼻中輕輕地呼氣**。

⑤停止呼吸一～二秒，下腹部稍微用力。

⑥一面慢慢的呼氣，下腹部收縮。

⑦呼氣後再次停止呼吸一～二秒。

【要點】

反覆的做五次。

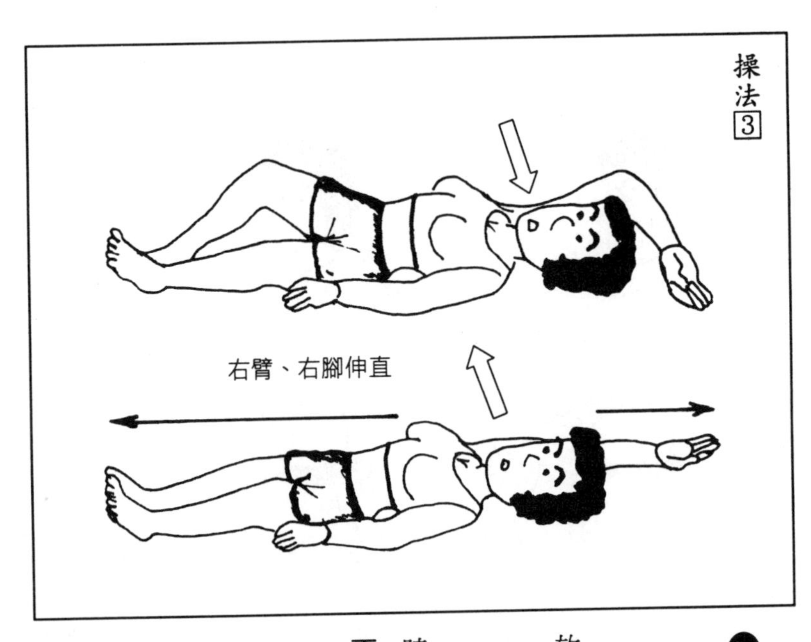

●操法──3

①仰躺於床上。

②右臂伸到頭上，手肘彎曲，左臂放於體側。

③右膝直立，深深地吸口氣。

④一面慢慢的呼氣，右臂伸直。同時右腳至腳尖為止伸直，但**左臂、左腳不要用力**。

⑤呼完氣後，放鬆全身力量。

⑥左臂及右腳亦做同樣動作。

【要點】

左右交互各做七次。

感到疼痛時就停止不要做。

頭部震顫症

頭部震顫症是頭部受到強烈震盪，引起頸椎異常的外傷疾患，如因車禍被撞到而頸椎扭傷等。

頸椎有連接腦至末梢神經的重要脊髓通過。因此，頸椎扭傷時手臂知覺異常、疼痛、發熱、麻痺，甚至頭痛、肩酸等。

本來人體是柔軟的，稍微受到撞擊也沒關係。但現代人，因運動不足失去柔軟性。而且上半身常呈緊張狀態，常開車的人，會得慢性肩酸，或頸酸，肩或頸部一直硬固。若被撞到了，當然就支持不住。

因此，為了預防及治療頭部震顫症，必須使頸椎周圍的肌肉變得柔軟，消除頸酸及肩酸。特別是容易扭傷的第五頸椎及第六頸椎的周圍，要做使之柔軟的操法。

由於汽車、機車的增多，車禍年年增加，患頭部震顫症的患者也變多。開車的人在開車前能做預防的操法，就不會得頭部震顫症，而患頭部震顫症的人，也藉此操法可治好。

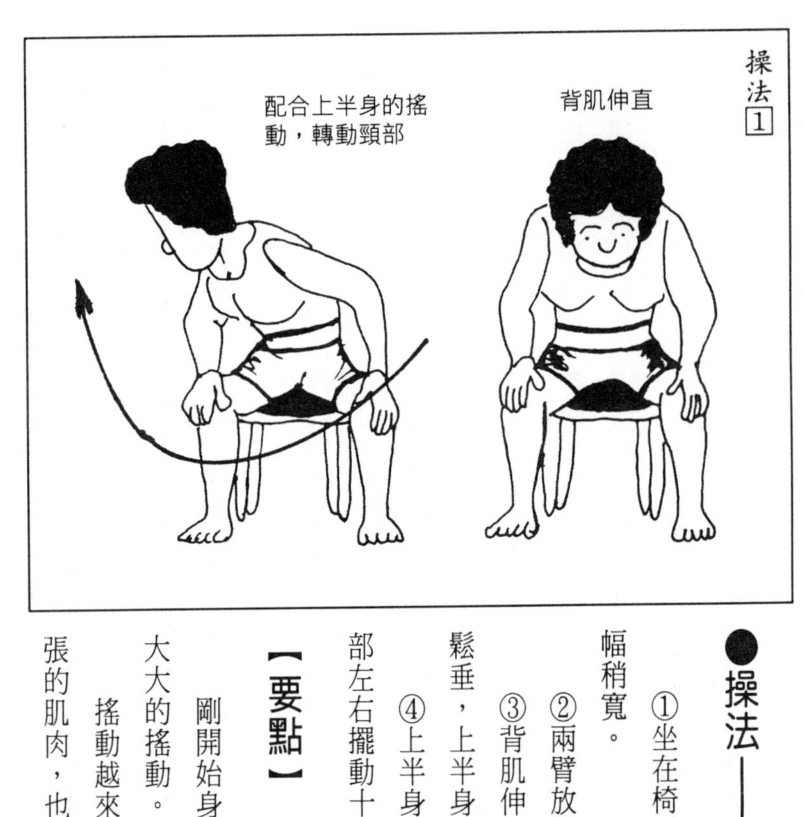

●操法——1

①坐在椅子或床上，兩腳打開比腰幅稍寬。

②兩臂放鬆力量，手放於膝部。

③背肌伸直，頸部放鬆力量，向前鬆垂，上半身稍向前傾。

④上半身左右搖動，配合搖動，頸部左右擺動十次。有規律地來做。

【要點】

剛開始身體小小的搖動，習慣後再大大的搖動。

搖動越來越大，就能鬆弛頸、肩緊張的肌肉，也可矯正頸椎的歪曲。

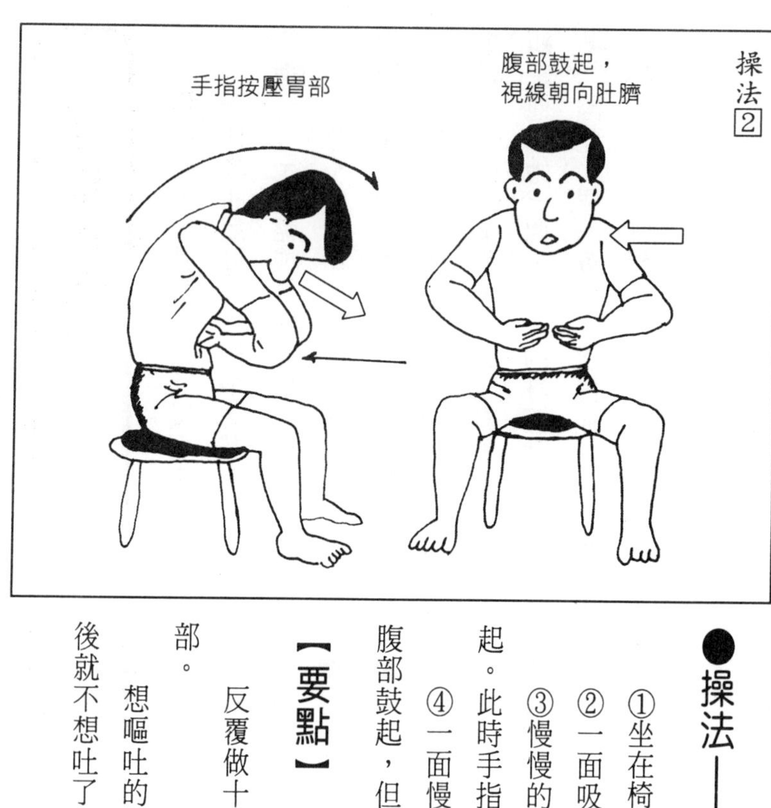

●操法——2

①坐在椅上，兩手的指尖按於胃部。

②一面吸氣，腹部鼓起。

③慢慢的呼氣，**背部蜷縮**，腹部縮起。此時手指按壓胃部，**眼看著肚臍**。

④一面慢慢的吸氣，上半身挺起，腹部鼓起，但背肌不必伸直。

【要點】

反覆做十次，呼氣時意識集中於腹部。

想嘔吐的人做此操法看看，做了之後就不想吐了。

脊椎彎曲症

健康的人，其脊柱由前後看來都是直的，但脊柱彎曲的人則左右彎曲。

脊柱彎曲症以女孩較多，其中以十歲到十五歲左右最多。而且此時期彎曲急速的進行，至骨骼成長停止的年齡為止，病狀一直進行著。

因為不會疼痛，所以經常放任不管，彎曲變得厲害時，姿勢也就難看了。而且對於心臟或肺的機能也有不良影響，到此地步就很糟了。

最近患脊柱彎曲的孩子增多，這和父母的教養有關。坐在椅子上，背也不伸直坐好，前屈的坐著，吃飯時靠著桌子吃飯，以吊兒郎當的姿勢看電視、讀書。不去糾正他（她）們，孩子的身體就歪曲，當然患脊柱彎曲症了。

因此，要治療脊柱彎曲症，必須要孩子做治療身體歪曲的操法，同時要好好管教孩子。求學雖然重要，但保持健康的身體也不可忽略。

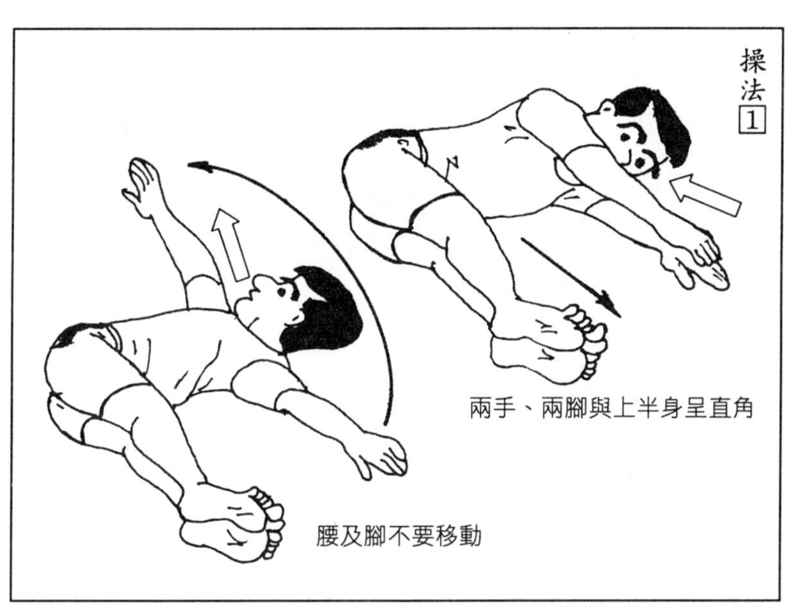

●操法——1

①身體左邊靠床橫臥著。

②左臂向前伸，手掌放於床，同時右手重疊於上。

③兩腳重疊，上半身成直角，向前伸。

④深深的吸口氣。

⑤一面慢慢的呼氣，右臂伸直，向右橫伸迴轉。上半身亦扭轉，右肩觸於床，頸亦儘量向右轉，**但腰及腳不要搖動**。

⑥呼氣後，放鬆全身力量。

⑦身體右側觸於床，做上述同樣動作。左右交互各做五次。

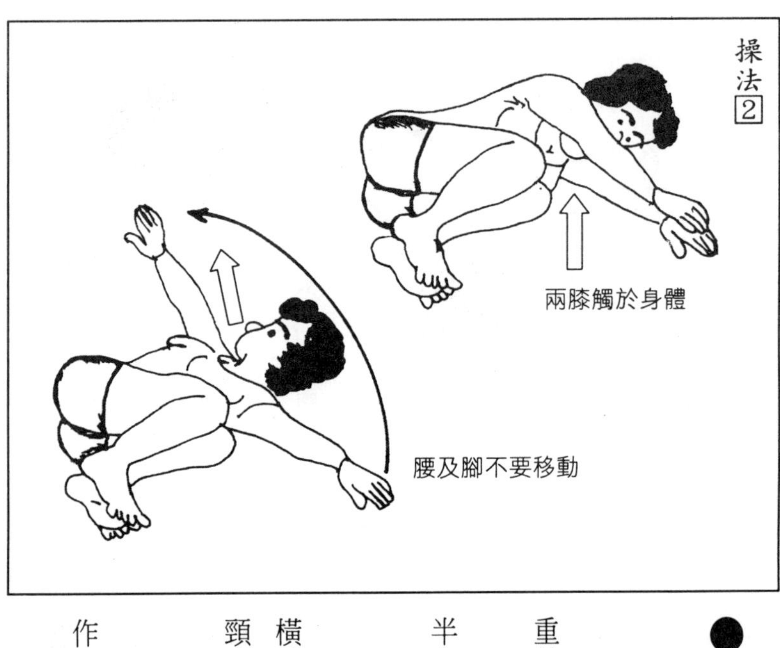

●操法——2

①身體左邊觸於床，橫臥著。

②左臂向前伸，手掌放於床，右手重疊於上。

③兩腳彎曲重疊，兩膝儘量靠近上半身。

④深深的吸口氣。

⑤一面慢慢呼氣，右臂伸直，向右橫伸迴轉，上半身扭轉，右肩觸於床，頸亦儘量向右，**但腰及腳不要動**。

⑥呼氣後，放鬆全身力量。

⑦身體右邊觸於床，反覆做同樣動作。左右交互各做五次。

震顫性麻痺症

這是人過中年後常見的疾病，也是難治的疾病之一。手腳震顫，無法止住，實在可憐。

頸部彎曲，背部酸硬，雖是病因之一，但主因還是精神緊張不安，引起自律神經異常。若能安定精神，使末梢神經變銳敏的話，就可治好。

請做帶有腹式呼吸的操法，特別是使腹部鼓起，收縮的操法是不錯的。

因為精神緊張或不安的話，呼吸一定淺，腹部失去彈力而硬固。反之，腹部若柔軟的話，呼吸就變深，精神亦安定。

有位B先生長年為震顫性麻痺症所苦，與人談話間身體搖動得很厲害，抖個不停，他說只有在睡覺時身體才不會搖動。

他施行帶有腹式呼吸的操法後，身體抖動的時間減少了，經過半年完全改善。

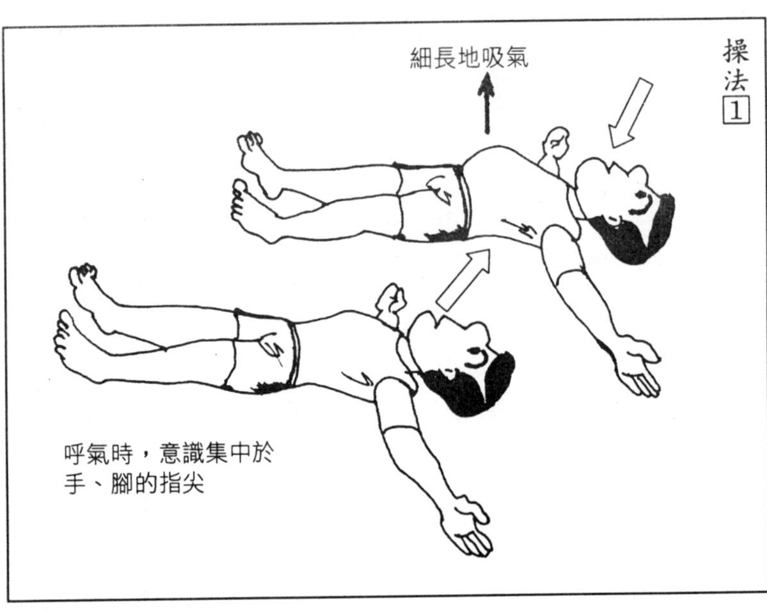

●操法——1

①仰躺於床上，兩腳比腰幅稍寬張開。

②兩臂橫伸，兩手掌向上，喉部輕伸，臉稍後仰。

③放鬆全身力量。

④一面慢慢的吸口長氣，鼓起腹部。

⑤吸氣後，停止呼吸五～六秒。

⑥慢慢的呼氣，此時意識要集中於手、腳的指尖。

⑦呼氣後，停止呼吸五～六秒。

⑧同樣的動作反覆做五次。

【要點】

張開眼來做。

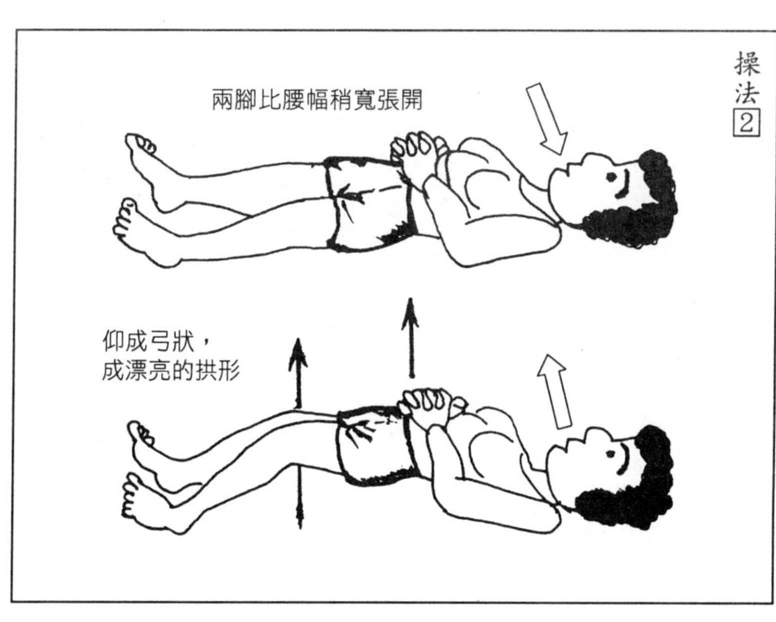

●操法——2

①仰躺於床上，兩腳比腰幅稍寬張開。

②在肚臍上兩手重疊在一起。

③深深的吸口氣，胸部挺起。

④一面慢慢呼氣，腰及腹部抬起，身體成弓形，此時觸於床的只有頭部後面，肩、背部的上邊、腳跟。**身體做成漂亮拱形**。

⑤**呼氣後放鬆全身力量，身體落於**床上。

【要點】

反覆做二次。調整呼吸，稍微休息再做第二次。與操法1併做，效果更佳。

靜脈炎

靜脈炎是沿著靜脈皮膚變紅，且有輕微疼痛。特別是大腿內側或腿肚的靜脈，出現浮腫，且會麻痺、痛癢。

靜脈炎以生產後的女性和過了中年的女性，以及理髮師、美容師、教員等，以站立工作為職業的人較多。下半身蓄積血液，特別是腿肚靜脈發炎較多。

發生靜脈炎的原因有二，一是運動不足，沒有出汗。大家皆知，人體的廢物七十％由腎臟處理作為尿排出，剩下的三十％則隨汗流出。特別是公害物質的廢物，隨汗排出較多。

所以汗有極重要的排泄作用。若不多出汗，則血液中的廢物無法充分排出，結果造成靜脈炎。過了中年的女性。因運動不足，所以不易出汗。

另一個原因是，身體的歪曲造成腎臟或膀胱的機能衰弱。站著工作的人，因為疲勞，容易造成身體歪曲。特別是腰腿負擔過重，腰部歪斜，所以，腎臟或膀胱機能衰弱。此操法能提高身體排泄機能，治好靜脈炎。

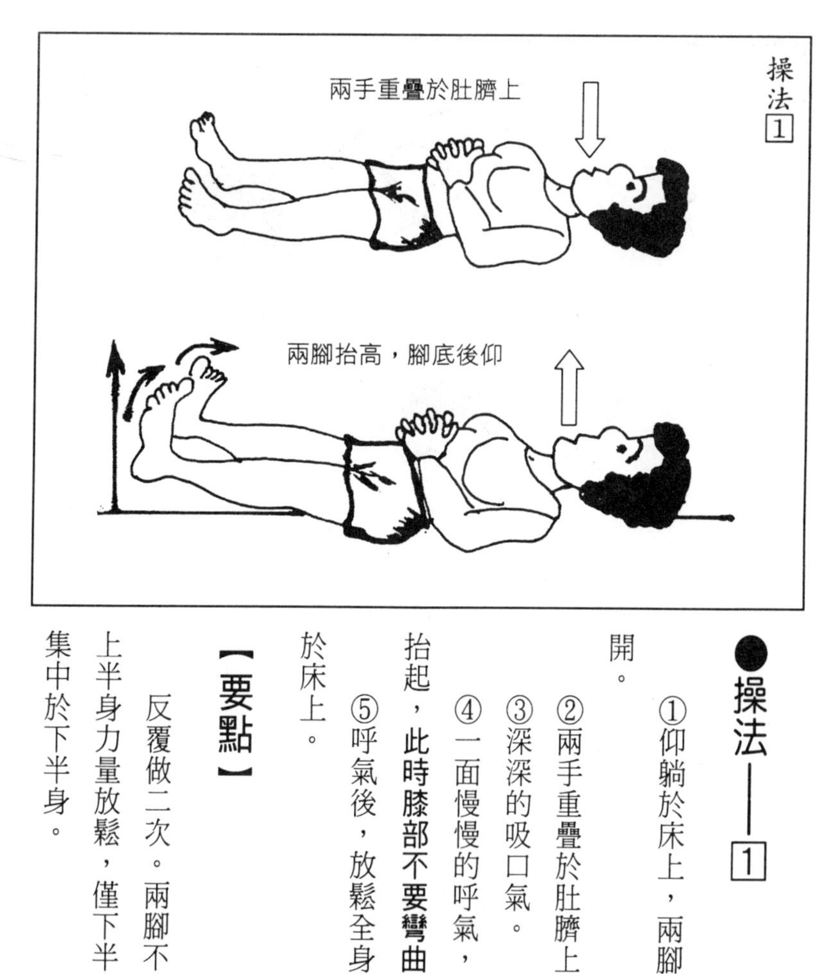

●操法——1

①仰躺於床上，兩腳比腰幅稍寬張開。

②兩手重疊於肚臍上。

③深深的吸口氣。

④一面慢慢的呼氣，兩腳由床稍微抬起，**此時膝部不要彎曲**。

⑤呼氣後，放鬆全身力量，兩腳落於床上。

【要點】

反覆做二次。兩腳不必抬得很高，上半身力量放鬆，僅下半身用力。意識集中於下半身。

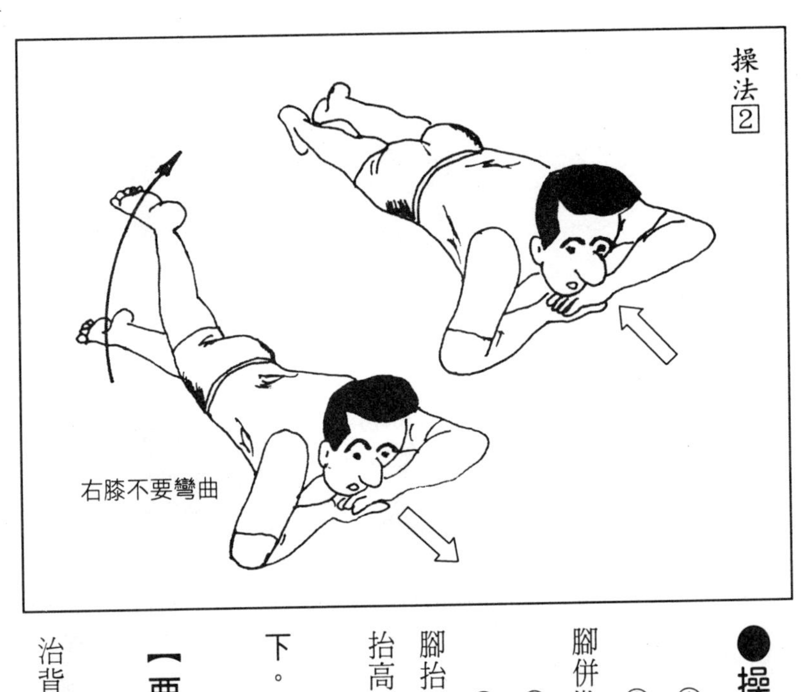

●操法——2

①腹部貼於床上。

②兩臂放於頸部下，手肘輕彎，兩腳併攏伸直。

③深深的吸口氣。

④一面慢慢的呼氣，右腰彎曲，右腳抬上。此時右膝不要彎曲，右腳儘量抬高。

⑤**呼氣後，放鬆全身力量，右腳落下。**

⑥左腳亦做同樣動作。

【要點】

左右各反覆做五次，配合治腰痛、治背痛的操法來做，效果更好。

原因不明的不快感

容易疲勞、頭痛、肩酸、頭暈、手腳冰冷、失眠、或心悸等症，但病因卻不清楚，就是原因不明的不快感症特徵。到各醫院去檢查，卻查不出病因，而且症狀更加惡化，對於以先知道病名來治療疾病的西醫來說，的確是棘手的疾病之一。

而中醫則認為是心與體的問題，來探究其因，斷定是精神不安與身體歪曲所致的。

原因不明的不快感症，服藥或手術是治不好的，只有使精神安定才是治療之道。因為原因不明的不快感，是精神不安定所致。精神不安定，所以自律神經機能衰弱，而生出各種症狀，是昔謂「病由氣生」的典型疾病。

因此，只有反覆來做安定精神的操法，才能治好，而且找出生命的意義。一直精神充沛地過生活，就不會再有原因不明的不快感發生。

退休後的男性，及培養子女成人後的婦女，發生此病的頗多，施行以下的操法可治癒。

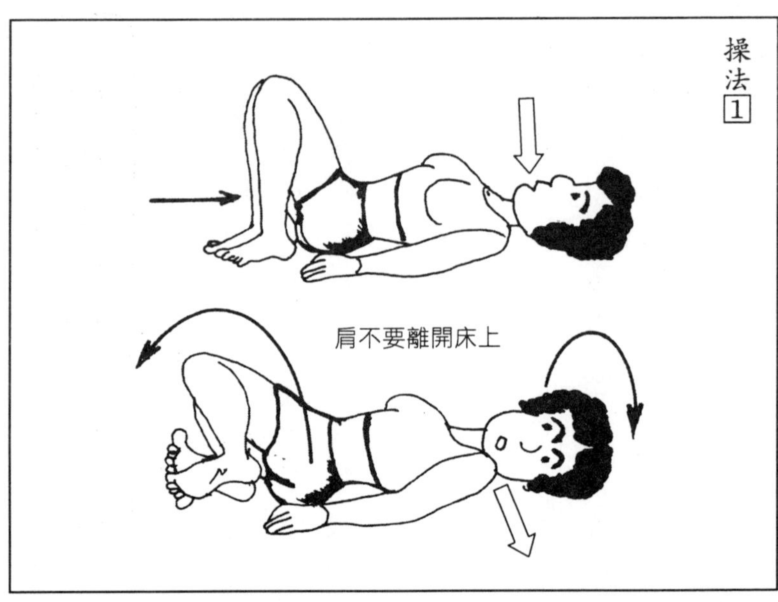

●操法——1

①仰躺於床上，兩手臂稍微離開身體，手掌向下。

②兩膝併攏彎曲，腳跟觸於臀部。

③吸氣。

④一面慢慢的呼氣，兩膝向右傾。此時**左肩不離床，臉朝左邊即可**。

⑤呼氣後，放鬆全身力量。

⑥稍微休息後，慢慢的吸氣，身體恢復原狀。

⑦兩膝向左，反覆做同樣動作。

【要點】

左右交互各做五次。

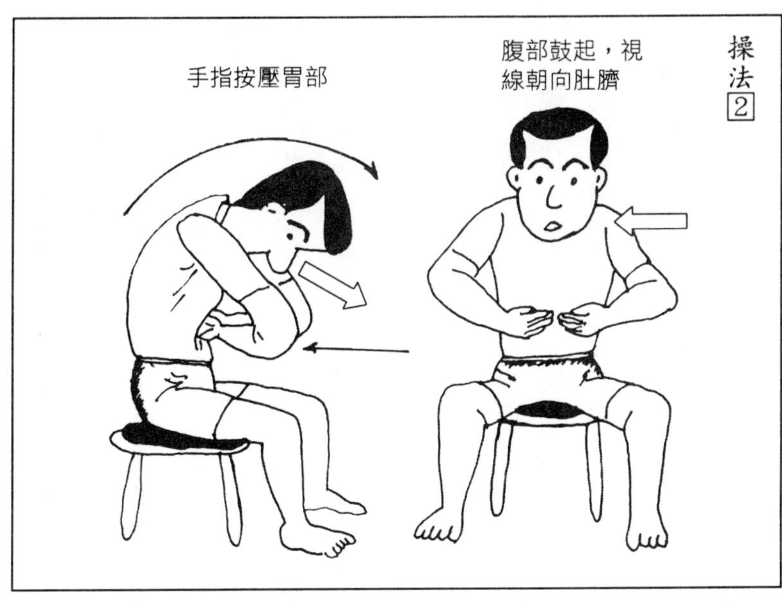

●操法——2

①坐在椅上，兩手指尖按於胃部。

②一邊吸氣，腹部鼓起。

③一面慢慢呼氣，**背部蜷縮**，腹部縮起。此時手指按壓胃部，**眼看肚臍**。

④慢慢的吸氣，上半身挺起，鼓起腹部，但背部不必伸直。

【要點】

反覆做十次。呼氣時意識集中於腹部。此操法不僅能安定精神，又可消除緊張，配合操法1來做，自然能消除疲勞。

脫髮症

脫髮症是頭髮突然脫落。最初只有直徑一公分的大小，漸漸越來越大，數量也增加。

更嚴重時只剩一小撮、一小撮，最後頭部禿光。甚至眉毛、鬍子也脫落了。

被稱為「台灣禿」的此種脫髮症，發生的原因尚未清楚，但可能是頭部毛細血管，因自律神經的不正常，或荷爾蒙異常而收縮，因而引起毛髮營養受阻，以致脫毛了。

脫髮症對人形成極大的精神負擔，特別是年輕患者。

脫髮症是神經性的，若置之不理，則症狀更嚴重。所以，要消除精神緊張或不安，調整自律神經或荷爾蒙的分泌，促進頭部血液循環。

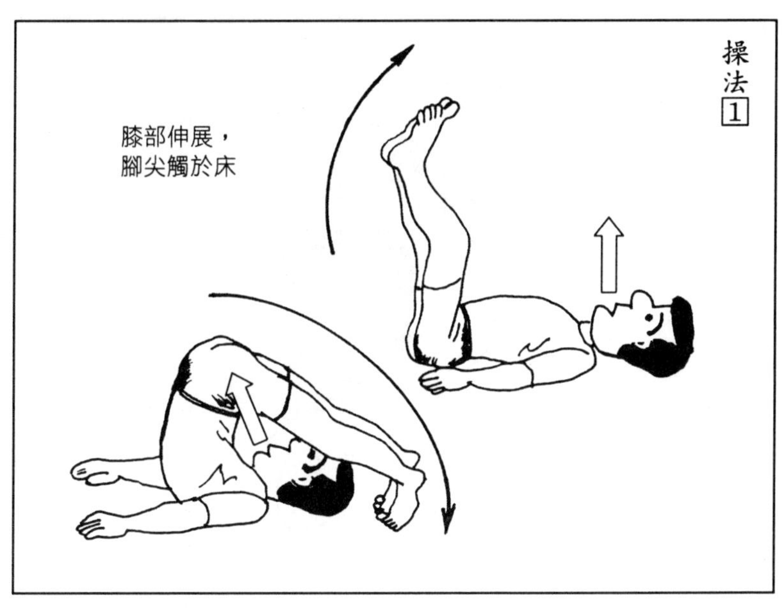

●操法——1

①仰躺於床上，兩臂附於身體，手掌向下。

②一面慢慢呼氣，兩腳向上舉，此時兩腳要併攏，膝部或腳尖彎曲也沒關係。

③吸口氣。

④一面慢慢呼氣，兩腳彎過頭上，腳尖著於床上，**背部儘量彎曲，下顎觸於胸**。

⑤再次吸氣。

⑥一面慢慢呼氣，兩腳垂直立著。

⑦吸氣，一面慢慢呼氣，恢復原來姿勢，反覆做四次。

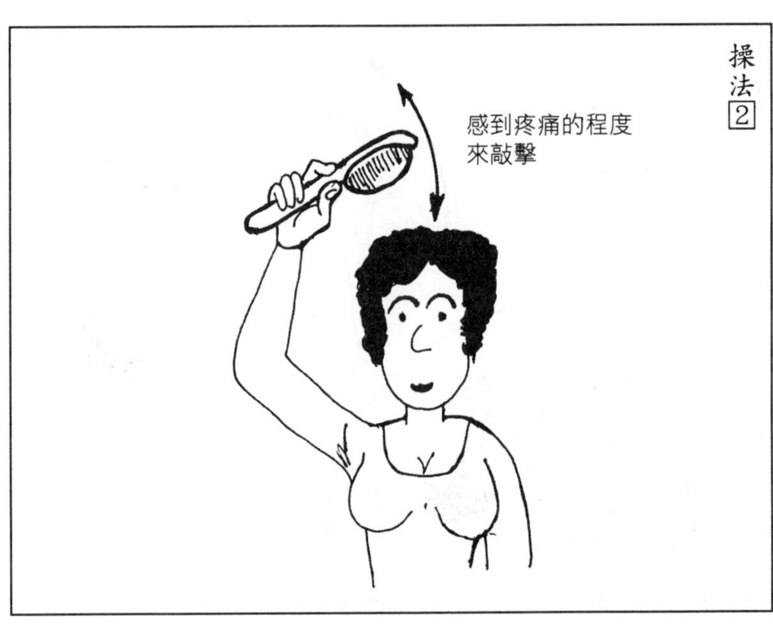

●操法——2

用大梳子輕叩頭部以刺激之。叩擊的強度，以使頭部輕微疼痛即可。

等使頭部感到溫暖，大約五分鐘就可以。

【要點】

此法能促進頭部的血液循環，使荷爾蒙分泌平衡，促進皮膚及毛髮的新陳代謝。

而且因為頭部有安定精神，鎮定神經過敏的穴道，所以，能消除精神的不安。

配合胃痛、胃痙攣的操法來做效果更佳。

腳癬（香港腳）

腳癬是一種難治的疾病。只要患上了，即使塗藥，也難以完全治好。

生腳癬的原因，是白癬菌侵犯皮膚而造成了腳癬。

但也有許多人即使白癬菌附於腳，並不會生腳癬，所以，白癬菌並非確定是生腳癬的一個原因。

生腳癬的真正原因是皮膚的新陳代謝衰弱，皮膚的新陳代謝衰弱，就容易繁殖白癬。所以體力好的人，新陳代謝旺盛，就不會染患腳癬了。

根據經驗，體力好的人，肝臟機能亦旺盛，反之染腳癬的人，大都肝臟機能衰弱，腰部歪斜。若是能淨化肝臟毒素，把營養輸送全身，皮膚的新陳代謝就旺盛。

因此，要避免吃甜食或喝酒等增加肝臟負擔的東西，做治療腰部歪曲的操法，提高肝臟機能，腳癬就可治好。

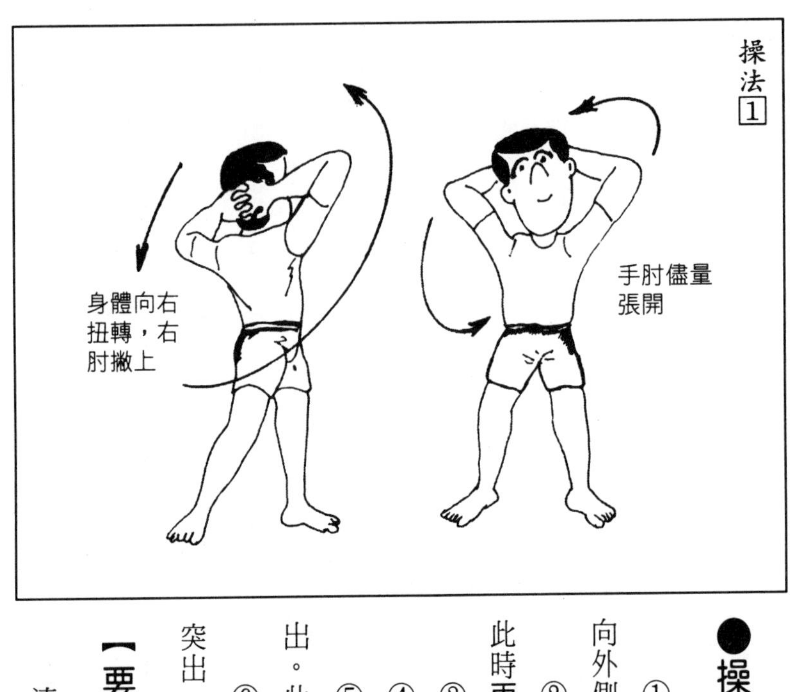

●操法——1

①兩腳比肩稍寬張開站著，腳尖稍向外側。

②兩手放於頭部後面，臉稍向上。此時**兩肘儘量向後張開**。

③背肌伸直。

④身體向右扭轉。

⑤再右肘由後向下撇似的，向前突出。此時身體向左扭轉。

⑥左肘由後向下撇上來似地，向前突出。

【要點】

連續做五分鐘，**膝及背部伸直**。

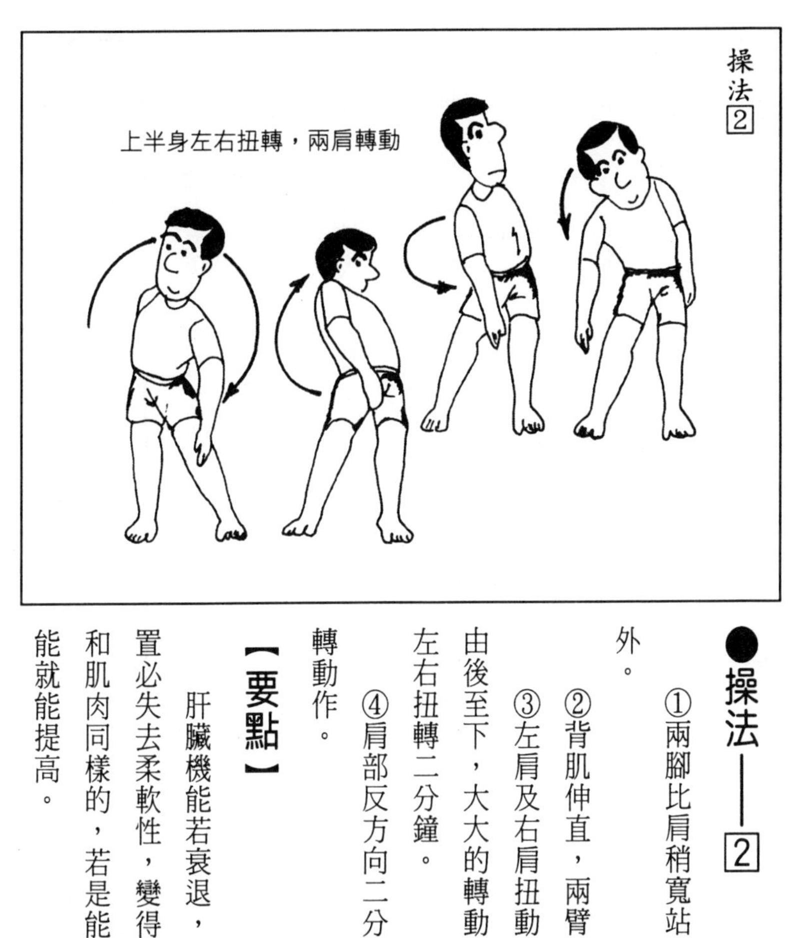

●操法——②

①兩腳比肩稍寬站開，腳尖稍微向外。

②背肌伸直，兩臂放鬆力量。

③左肩及右肩扭動，肩由前至上，由後至下，大大的轉動，同時上半身亦左右扭轉二分鐘。

④肩部反方向二分鐘，做同樣的扭轉動作。

【要點】

肝臟機能若衰退，肝臟的中腹部位置必失去柔軟性，變得硬固。肝臟也是和肌肉同樣的，若是能使之柔軟，其機能就能提高。

雞眼（腳病）

雞眼是表皮角質層的一部分陷入真皮內。生於腳趾或腳底，長期受到壓迫和摩擦而造成的。患雞眼的人步行姿態難看，或是因穿著不習慣的新鞋走路不靈活，也會造成雞眼。

人是依腳的大拇趾及小趾跟和腳後跟這三點來支柱身體的。站著，步行時，這三點平均出力，就是正確的姿勢，正確的走路方法。

姿勢和步行方法有密切的關係，姿勢惡劣時，步行方法就很難看，步行方法難看，姿勢就更惡劣。

而步行方法難看的人，容易在腳尖用力，這樣就造成了雞眼。

所以，要治療雞眼有兩個方法。其一是矯正走路姿勢，腳的指尖稍微向上抬，腳尖不要觸地來走路。

另一個方法是為了端正姿勢，請反覆的做矯正身體歪曲的操法。

配合治療腰痛、閃腰的操法來做一定可治好雞眼的。

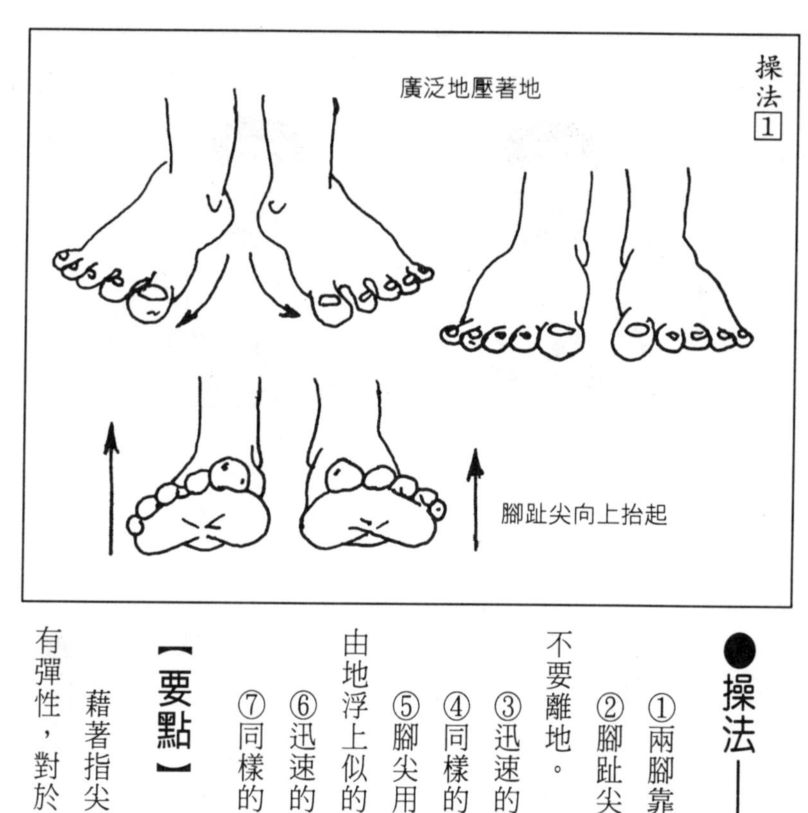

●操法—1

①兩腳靠攏站著，背肌伸直。

②腳趾尖向上挺起，此時腳的內側不要離地。

③迅速的將腳趾落下。

④同樣的動作反覆做五次。

⑤腳尖用力，按壓於地，此時趾根由地浮上似的。

⑥迅速的放鬆力量。

⑦同樣的動作反覆做五次。

【要點】

藉著指尖的用力，腳內的肌肉變得有彈性，對於端正姿勢有益。

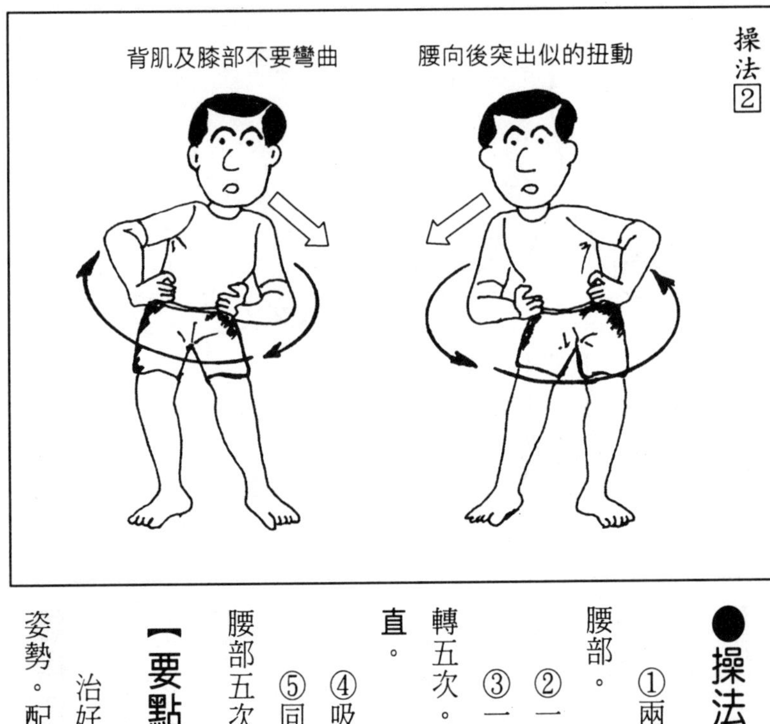

●操法——2

①兩腳比肩稍寬站立，兩手臂按於腰部。

②一面吸氣，背肌伸直。

③一面慢慢的呼氣，腰由右至左扭轉五次。此時**背肌及膝部不要彎曲要伸直**。

④吸氣。

⑤同樣的，以反方向由左至右扭轉腰部五次。

【要點】

治好腰部歪曲，就能有正確的步行姿勢。配合呼氣有規律地來做。

青春痘

青春痘謂之「青春的象徵」，但對患者而言，卻是一大的困惱，年輕人多有些經驗吧。

從十幾歲開始至二十歲為止所生的青春痘，以性荷爾蒙急遽增加及代謝異常為發生的原因。它會造成脂肪或角質阻塞毛孔，感染細菌而長青春痘。

或是腸的機能衰弱而長青春痘。根據漢方的診斷認為，廢物容易蓄積腸內，而引起發酵，污染血液，以致長出青春痘。

不管精囊或卵巢所分泌的性荷爾蒙急遽增加，或是腸的機能衰退，都是腰部歪曲所致。調整精囊或卵巢及腸內機能的自律神經，因骨盆的歪曲受到壓迫而造成異常。

因此要治療青春痘，必須做治好骨盆歪曲的操法。看起來青春痘好像與骨盆歪曲無關，但試做操法看看，一定會同意此說的。

當然，一直保持肌膚清潔也是很重要的。

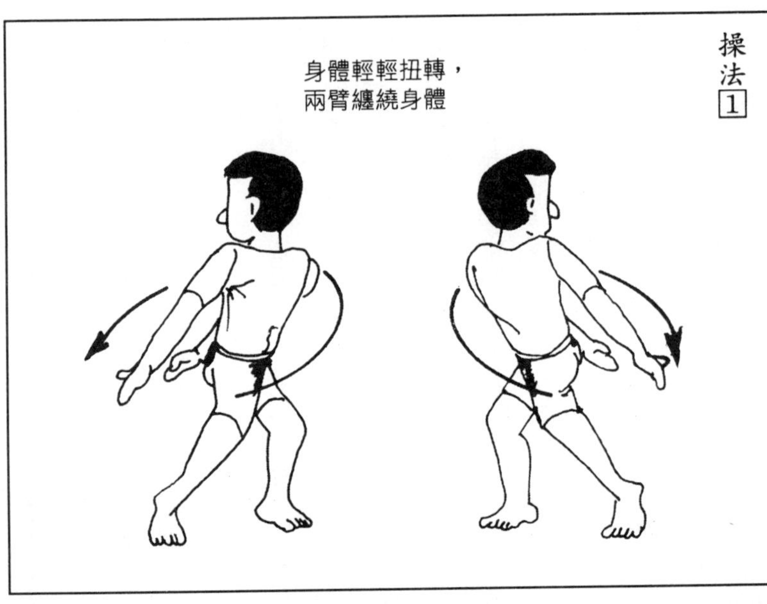

●操法——1

①兩腳比肩稍寬站立，腳尖稍微向外。

②慢慢的吸氣，背肌伸直。

③一面慢慢的呼氣，重心移轉到右腳，身體向右扭轉，同時兩臂向右橫伸轉動。

④繼續將重心由右腳移到左腳。身體向左扭轉，同時兩臂由前向左橫伸轉動。

⑤繼續將身體重心移到中心，身體回到正面，同時兩臂恢復原狀。

【要點】

左右交互各反覆做五次。

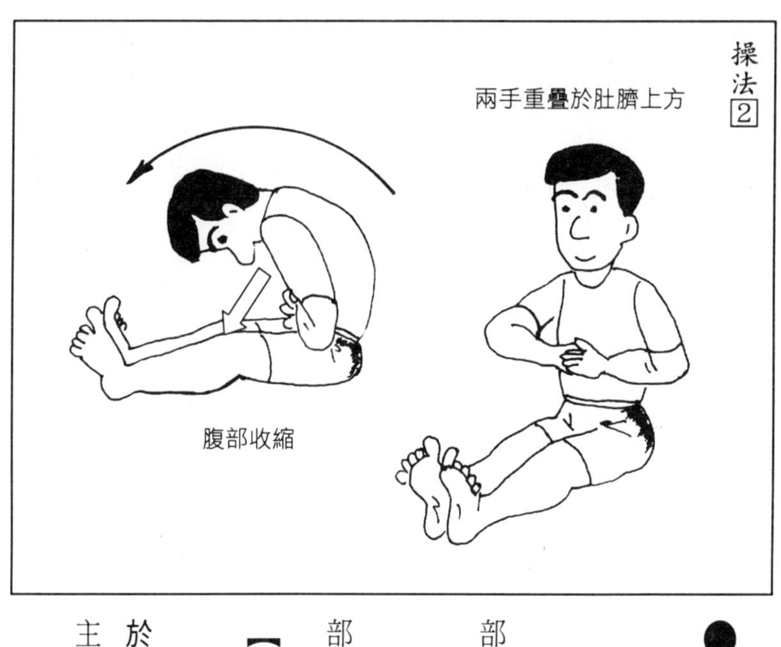

●操法——2

①在床上兩腳伸直坐著。
②兩手放於肚臍稍上重疊著。
③一面慢慢的呼氣，背部蜷縮，腹部收縮。
④一面慢慢的吸氣，背部挺起。
⑤一面慢慢的呼氣，背部蜷縮，腹部收縮。此時意識集中於腹部。

【要點】

反覆地做三十次。**吸氣時意識集中於腹部，腹部自然鼓起**。呼吸以呼氣為主，呼氣的話，自然就會吸氣。

腫疱

人體的排泄機能，是維持健康的重心，身體若蓄積毒氣過剩的養分，一定會引起障礙。例如，糖尿病就是一例。糖分本來是使身體活動的能源，但若過量蓄積體內，不能排泄時，血糖就增高，造成糖尿病。

人體的排泄機能，雖以排便及排尿為中心，但還有藉汗來排泄，或藉頭皮、污垢將身體不要的東西排出體外。

事實上，腫疱也是人體排泄機能的表現，即自然的生理現象。

但擔心腫疱的人，可提高腎臟或腸的機能，以促進排便和排尿。排泄機能的中心器官——腎臟或腸的機能若能提高，自然能治好腫疱。

請做柔軟腹部或腰的操法，立刻可治好。或是刺激提高排泄機能的穴道，也是不錯的。

將右手的大拇指和食指間大大地張開，然後在其正中處用左手的大拇指和食指按揉多次。右手亦以同樣方法來做。腫疱不必經過二～三日即可治好。

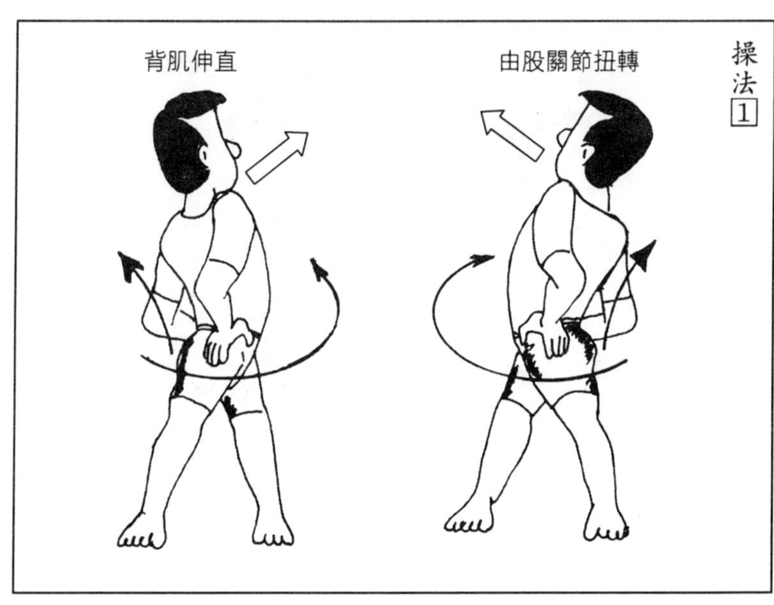

●操法——1

①兩腳大大地張開站著。

②兩手按於腰部。大拇指放於前側腹，四指放於腰後。

③一面吸氣，背肌伸直。

④一面慢慢的呼氣，由腰至上半身向右扭轉，由股關節轉動。**臉斜彎向右後方上端**。

⑤吸氣。

⑥一面慢慢的呼氣，恢復原來的姿勢。

⑦以同樣的動作向左扭動。左右交互各做四次。

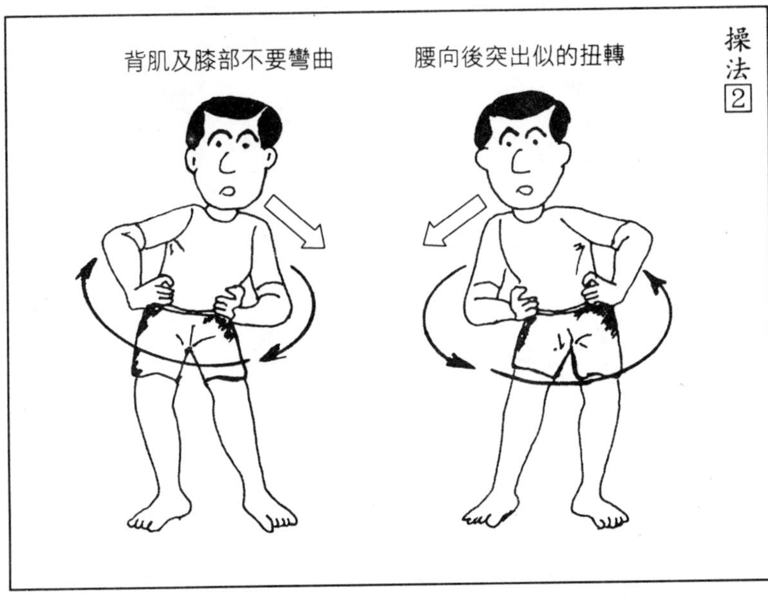

●操法——2

①兩腳比肩稍寬張開站著，兩手按於腰部。

②一邊吸氣，背肌伸直。

③一面慢慢的呼氣，腰由右至左扭轉五次。此時背肌及膝部不要彎曲，要伸直。

④吸氣。

⑤以同樣的動作，腰由左至右扭轉五次。

【要點】

配合呼氣，有規律地來做。

此操法能使腰部柔軟，提高排泄機能。

老人斑、小皺紋

常謂「人一生氣，老人斑、小皺紋就增多」這確有其道理。因為一發怒，中腹部的肌肉變得硬固，肝臟機能衰弱，於是皮膚的新陳代謝衰退，就產生老人斑和小皺紋。

在眼附近的老人斑又稱肝斑，可見肝臟與老人斑的確有關。人體的甲狀腺與副腎所分泌的荷爾蒙，能調整皮膚的新陳代謝。甲狀腺和副腎的功用受到人喜怒哀樂感情的影響很大。一生氣，甲狀腺和副腎的機能就不安定，皮膚的新陳代謝衰退，結果造成了老人斑與小皺紋。

因此，要消除老人斑和小皺紋，要先抑制自己不要發怒。不要讓感情太激動，請好好安定自己的精神狀態吧。

其次要做提高甲狀腺和副腎、肝臟機能的操法，有必要使喉部、腹、腰柔軟。

操法1

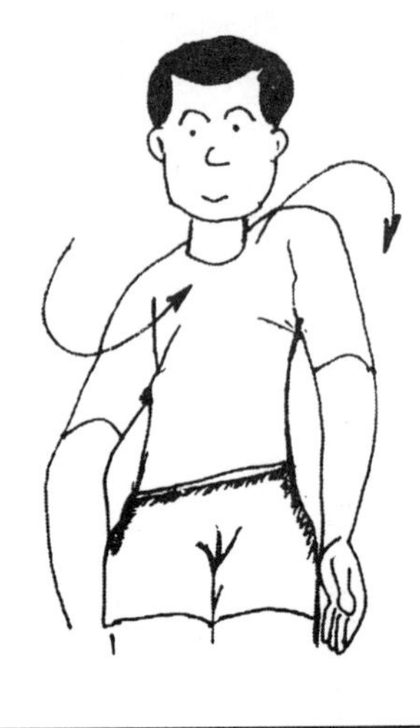

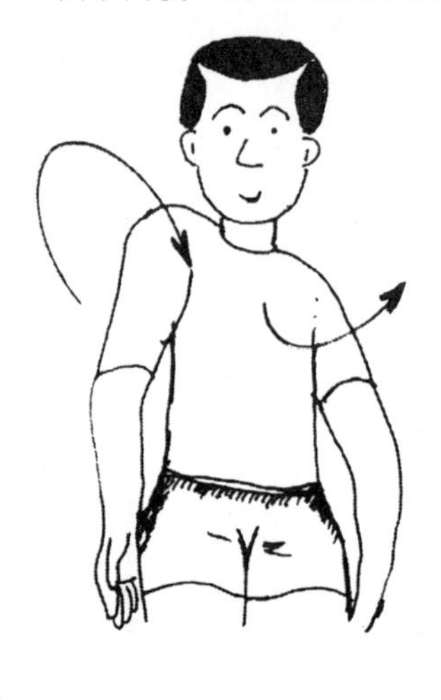

●操法——1

①兩腳比肩稍寬站開，腳尖稍微向外。

②背肌伸直，兩臂放鬆垂下。

③左肩及右肩扭動，由前至上，由後至下，大大的扭動，同時上半身亦左右扭轉，這樣做兩分鐘。

④肩向反方向扭動兩分鐘，做同樣動作。

【要點】

肝臟機能衰弱時，中腹部必失去柔軟性，變得硬固。因為肝臟和肌肉是一樣的，若能柔軟，機能就提高。

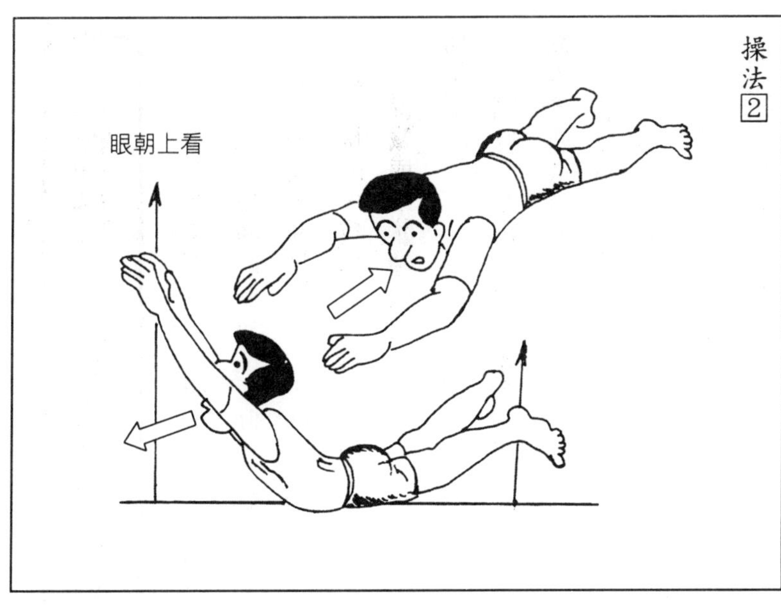

●操法──2

①腹部貼於床上。

②兩臂向上伸，兩腳與腰幅同寬張開。

③吸氣。

④一面慢慢的呼氣，身體挺起，背部大大的後仰，兩臂儘量向上舉，喉部仰起，看著天花板，兩腳亦抬高。

⑤呼氣後放鬆全身力量，手腳及上半身觸於床。

【要點】

請反覆做十次。此操法能提高甲狀腺和副腎機能，促進皮膚的代謝作用，消除老人斑和小皺紋。

乾裂性、油膩性皮膚

人身體的皮膚，是健康的標示。若身體某處有毛病時，則臉色不佳，皮膚無光澤。所以，皮膚能敏感的反映出內臟的狀態。

乾裂性、油膩性皮膚，即是皮膚所顯示的反應。造成乾裂性或油膩性皮膚的原因是一樣的，皮脂分泌過量或分泌過少，即皮膚脂腺分泌異常。

腎臟或甲狀腺機能衰弱，全身荷爾蒙分泌不平衡時，就無法控制分泌皮脂的脂腺機能。

因此，乾裂性或油膩性皮膚，是因腎臟或甲狀腺有障礙而產生的。而其障礙是腰部歪曲及頸部歪斜。所以要治好乾裂、油膩性皮膚，必須做矯正障礙的操法。

有位林先生就為油膩性皮膚所困惱。他常用洗面皂洗臉，所以，一時還看不出來，但過二十分鐘後，他的臉已變得油膩膩的。

他的姿態，仍然是腰及頸部歪曲，他施行矯正腰及頸部歪曲的操法，漸漸的皮膚不再變得油膩了。

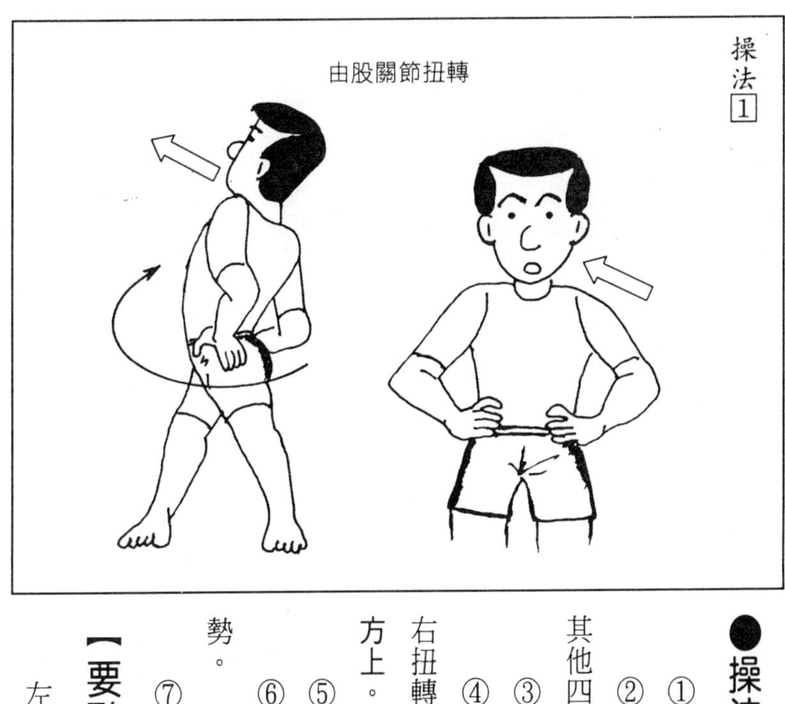

●操法——1

①兩腳儘量大大地張開站著。

②兩手插腰，大拇指放於前側腹，其他四指按於腰後。

③深深的吸口氣，背肌伸直。

④一面慢慢的呼氣，腰至上半身向右扭轉，由股關節扭轉，**臉扭向斜右後方上**。

⑤吸氣。

⑥一面慢慢的呼氣，恢復原來的姿勢。

⑦以同樣的動作，向左扭轉。

【要點】

左右交互各反覆做四次。

皮膚皸裂、凍傷

皮膚皸裂、凍傷，是毛細血管的血液循環遲緩，無法充分供應皮膚營養而引起的。

不管是如何健康的人，受到零下二十度或三十度的冷氣侵襲，皮膚會皸裂或凍傷。

本來人體皮膚就無法忍受如此酷冷。但即使並不太低溫的冷氣，只是受到五度冷氣的吹襲，皮膚就皸裂或凍傷，則身體有了毛病。

其毛病即是毛細管失去彈性，毛細管藉著自身的彈力，而將血液輸送到身體各部，以補給營養。若失去彈性，則無法充分補給營養，就造成皮膚皸裂或凍傷。

另一個毛病是胰臟機能衰弱。胰島素的分泌減少。血糖升高，血液中的鈣質減少。所以，毛細管失去彈性，無法充分補給營養，就造成皸裂或凍傷。

因此，要治療皮膚皸裂或凍傷，最快的方法是促進手腳的血液循環，做增進毛細血管彈性的操法。

操法1

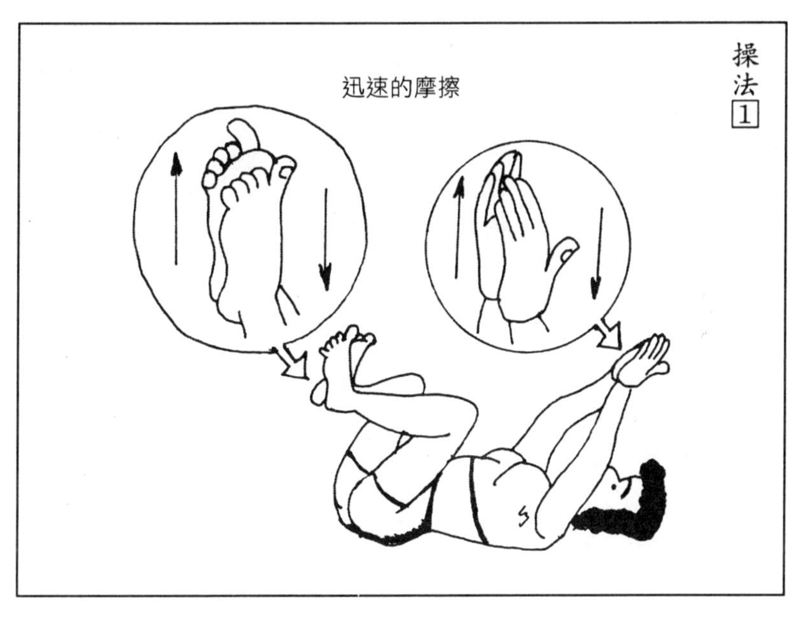

●操法——1

①仰躺於床上。

②兩腳、兩臂抬高，此時膝部，手肘不必伸直。

③兩手的手掌、兩腳腳底重疊，迅速的擦揉。

【要點】

繼續做五分鐘。

以較舒適的姿勢來做。此操法能促進手腳的血液循環，提高皮膚的新陳代謝。冬天到時，可做為治療之用。但在秋天時，每天來做則可收預防的效果。

暈車、暈船

暈車、暈船等雖非疾病，但也是很痛苦的。在旅行、上班坐車時感到頭暈，實在大掃人興。

本來人在受到上下大大搖動時——如乘船遇暴風雨，任何人都會暈船的。但坐巴士或火車，則較少會暈車的。

那麼，會暈車的人和不會暈車的人，有什麼不同？其原因為何？

一是，由於人的平衡感覺，保持平衡感覺的前庭和三半規管（埋於耳中），不能充分發揮機能。成長中的小孩所以容易暈車或暈船，即是這些器官尚未十分發達。

二是，心理的影響。在乘車或坐船時，無論如何都不能沉著穩定，身體失去平衡，所以就暈車或暈船了。這些人精神狀態不安定，以神經質的人較多。

所以，要治好暈車、暈船症，必須做提高前庭及三半規管的機能，安定精神的操法。提高平衡感覺，精神、情緒能控制住，自然就能治好暈車、暈船症了。

做盪鞦韆等使身體搖晃的運動也不錯。

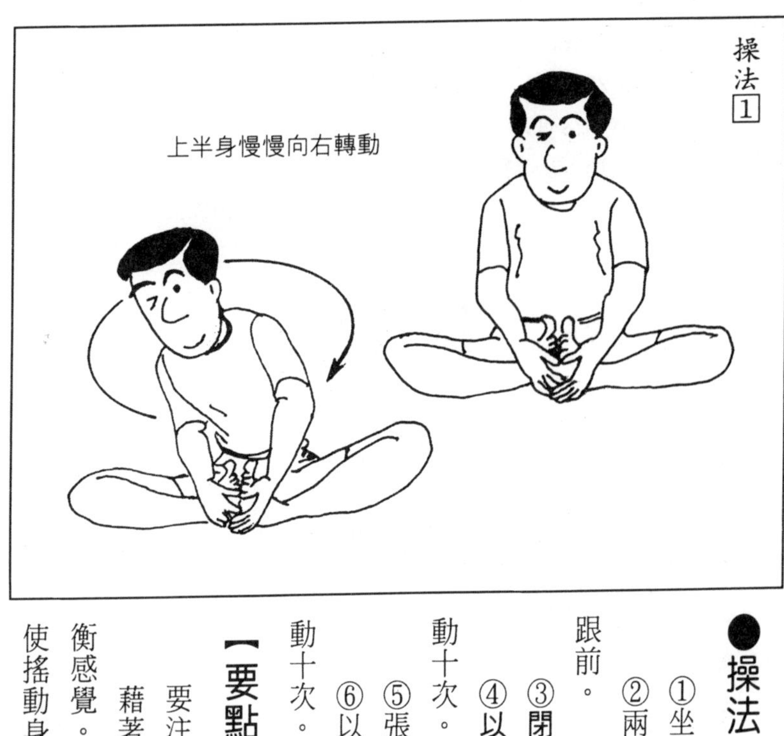

●操法──1

①坐於床上。

②兩腳腳底重疊，儘量將身體拉到跟前。

③閉住右眼，伸直背肌。

④以臀部為支點，身體慢慢向右轉動十次。

⑤張開右眼，閉住左眼。

⑥以臀部為支點，身體慢慢向左轉動十次。

【要點】

要注意背部不要蜷縮。

藉著身體向左或右轉動，可提高平衡感覺。還有因為只閉單眼，所以，即使搖動身體，也不會有不愉快的感覺。

國家圖書館出版品預行編目資料

神奇氣功療法／陳坤編著
－初版－臺北市，品冠，民 96.12
面；21 公分－（傳統民俗療法；17）
ISBN 978-957-468-574-5（平裝）
1.氣功　2.中醫治療學

413.94　　96019452

神奇氣功療法　　ISBN 978-957-468-574-5

編著者／陳　坤
發行人／蔡孟甫
出版者／品冠文化出版社
社　址／台北市北投區（石牌）致遠一路 2 段 12 巷 1 號
電　話／(02) 28233123・28236031・28236033
傳　真／(02) 28272069
郵政劃撥／19346241(品冠)
網　址／www.dah-jaan.com.tw
E-mail／service@dah-jaan.com.tw
承印者／國順文具印刷行
裝　訂／建鑫裝訂有限公司
排版者／千兵企業有限公司
初版1刷／2007 年（民 96 年）12 月

定　價／200 元